누구나 쉽게 따라 그리는

시니어 컬러링북

꽃그림 편

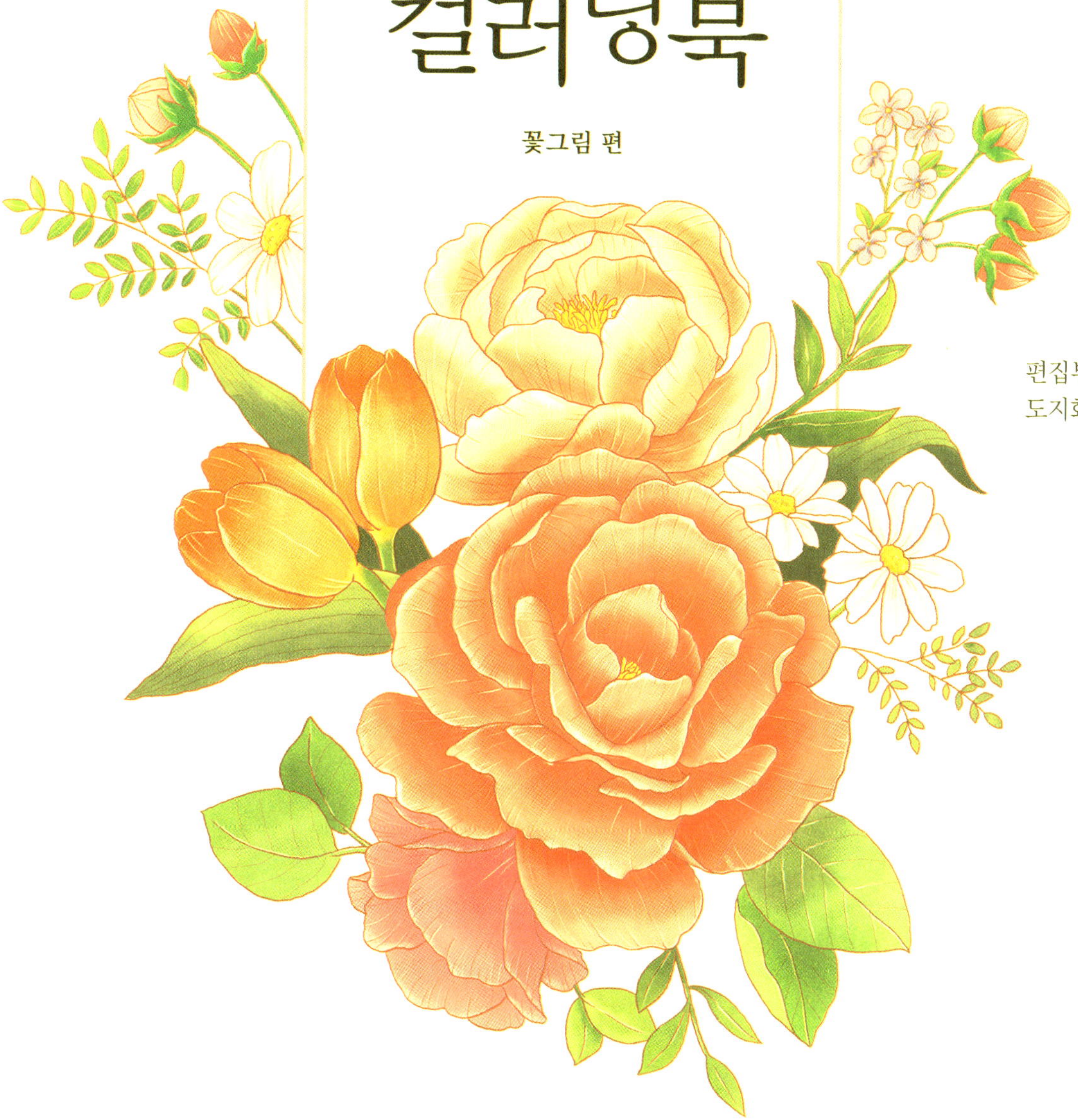

편집부 지음
도지화 감수

에디트
라이프

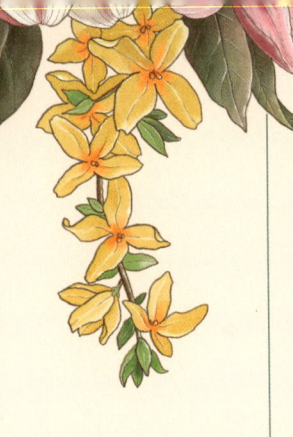

추천의 글

왜 컬러링이
좋은가?

인간 발달 단계의 마지막인 시니어기에 들어서면 생리적인 변화와 더불어 신체 기능이 저하하고 심리 면에서도 개인적·사회적으로 많은 변화를 겪게 됩니다.

이런 시기에 컬러링은 자기 삶의 긍정적인 면을 계발하는 훌륭한 예술적 방법이라 할 수 있습니다. 시니어들은 예술 활동을 통해 삶의 건강한 측면을 끌어낼 수 있습니다. 시각적 만족감을 안겨주는 심미적인 색채를 사용하는 과정에서 '생산적이 되는 것'과 '창의적이 되는 것'(Glaser, 1992)의 중요성을 자각하게 되기 때문입니다.

정신분석가 위니캇(Winnicott, 1971)과 코헛(Kohut, 1971)은 미술 작업이 방어나 통제를 줄여주고 상징적인 이미지로 감정이나 사고를 표현할 수 있으며, 타인과 연결하는 매개체로서의 역할을 한다고 했습니다. 그러므로 컬러링은 시니어뿐만 아니라 아동 및 청소년과 성인들의 삶의 질을 높여주는 데 큰 의미가 있는 활동이라 할 수 있습니다.

또한 체력은 약해지지만 상대적으로 지구력이 강해진다고 볼 수 있는 시니어들은 관절이 굳고 근육의 내구력이 떨어져 근육운동 조절에 어려움을 느끼게 됩니다. 이때 무리가 따르지 않는 채색 도구의 사용은 말단 근육을 지속적으로 움직이게 해 말단 근력운동에 도움이 될 수 있고 근육 발달이 필요한 성장기의 어린이나 청소년에게도 역시 많은 도움이 될 수 있습니다.

그리고 단순히 색만 칠하는 것이 아니라 스스로 선택한 이미지 안에 색을 채워 넣는 작업은 마음속의 억압이나 상실, 왜곡된 부분을 발견하고 자신에게 집중하게 함으로써 자기를 돌아보며 내면의 긴장을 완화하고 풀 수 있게 해줍니다. 이러한 집중, 즉 몰입을 통해 그림과 자신이 일체가 되는 경험도 할 수 있게 됩니다(정여주, 2001). 몰입이란 의식적인 사고나 아무런 감정이 없는 현재에 대해 갖는 긍정적인 정서입니다(Seligman, 2004/2006). 컬러링을 하는 동안 컬러링북의 안정된 이미지 안에 자기를 꺼내놓고 수용하면서 직간접적인 상호의존적 관계의 경험을 통해 이런 긍정성을 획득할 수 있습니다. 컬러링 작업에 몰두하는 동안 자신도 모르게 마음이 평온해지는 것이지요.

이렇듯 컬러링 작업은 말단 근육의 지속적 사용과 작업에 몰두하는 동안의 집중도를 통해 인지적 기능과 신체적 기능에 긍정적인 영향을 미치며, 자기표현 능력과 자발성을 증진시켜줄 뿐만 아니라, 정서적 안정이라는 치유 효과도 가져다줍니다.

컬러링북을 이용한 채색 활동은 접하기 쉽고 작업 완성도가 높아 결과에 대한 만족도를 높일 수 있다는 점에서 특히 시니어와 아동 및 청소년들에게 매우 적합하다고 할 수 있습니다.

도지화
재활심리학 박사,
쉼미술치료상담센터 소장

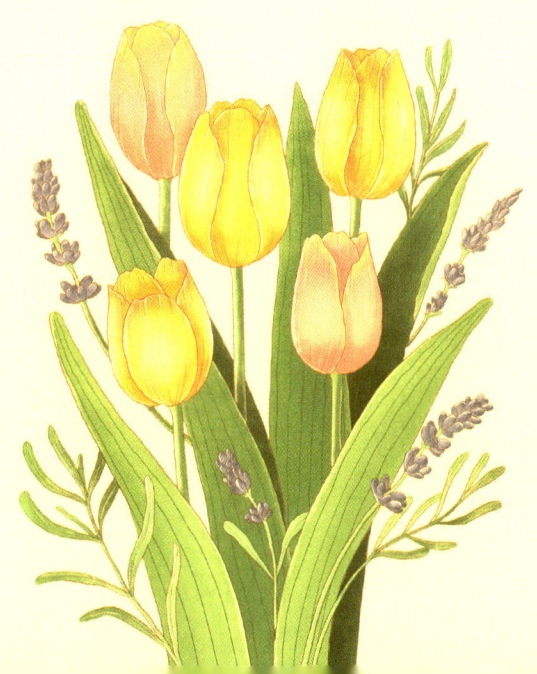

프롤로그

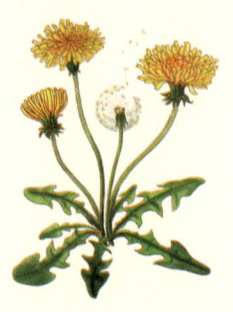

　컬러링은 이제 남녀노소 누구나 손쉽게 즐길 수 있는 매우 유용한 취미가 되었다. 컬러링북과 색연필만 준비하면 언제 어디서든 컬러링의 세계에 빠져들 수 있다. 그러는 사이 스트레스가 해소되고 마음이 차분해지며 나아가 두뇌건강까지 챙길 수 있다. 이번 《시니어 컬러링북 꽃그림 편》은 시니어의 두뇌건강을 위해 특별한 구성으로 만들어졌다.

　최근 고령화가 더욱 빠른 속도로 가속화되고 있는 가운데 정신적, 육체적으로 젊게 사는 시니어들이 많아졌다. 또한 젊음을 유지하고 건강한 생활을 위한 운동 등과 함께 치매를 예방하기 위한 두뇌활동을 원하는 시니어들이 늘고 있다.

　이 책은 손 근육을 사용해 두뇌활동에 도움이 되는 색칠하기를 비롯해 선 따라가기, 윤곽 그리기, 그림을 그리며 떠올랐던 회상 적기 등 다양한 활동을 할 수 있도록 구성된 시니어를 위한 컬러링북이다. 보기만 해도 기분 좋아지는 꽃그림을 따라 그리고 다양한 활동을 통해 건강을 유지하고 행복한 여가를 이어나갔으면 하는 바람이다.

How to use
이 책의 사용 방법

색칠하기

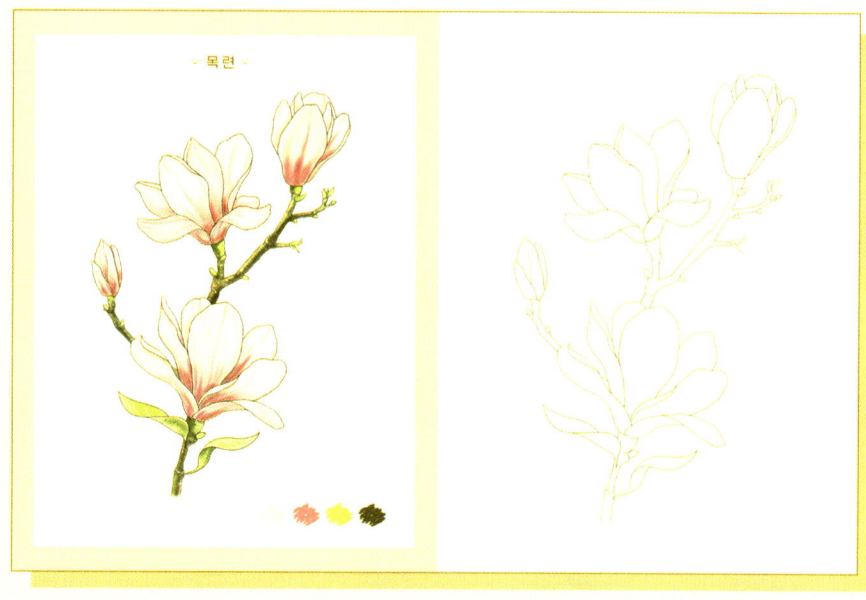

- 집에 있는 색연필을 준비한다. 12색이나 24색 일반 색연필로 충분하다.
- 컬러링북 왼쪽 페이지의 완성된 그림을 먼저 관찰한다. 꽃잎이나 잎, 줄기 등의 색상을 확인한다.
- 관찰 후에는 밑그림의 면적이 넓은 부분부터 옅은 색으로 먼저 색칠해나간다.
- 꽃의 음영 부분 등은 좀 더 진한 색으로 색칠한다.
- 줄기나 잎 부분을 색칠한 후, 마찬가지로 음영 부분 등은 진한 색으로 칠한다.

TIP 완성된 그림과 꼭 같은 색이 아니더라도 자신이 좋아하는 색으로 색칠해도 좋다. 예쁘게 완성된 나만의 그림을 보면 성취감도 높아지고 마음까지 환해진다.

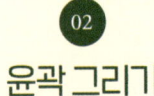
윤곽 그리기

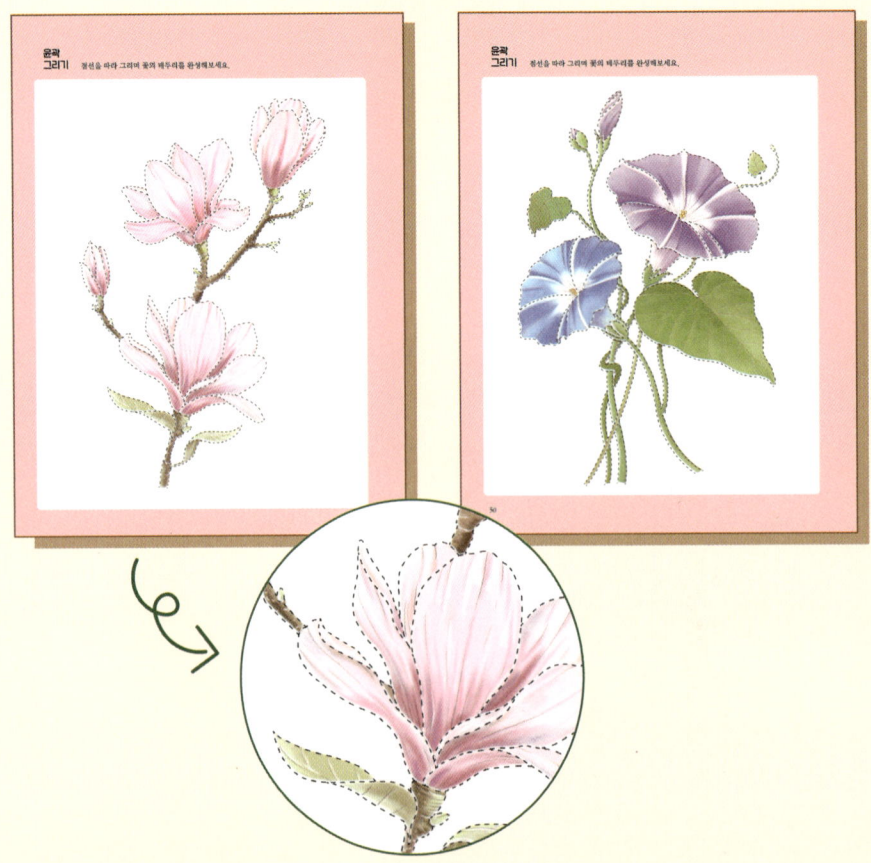

· 앞에서 그렸던 꽃그림을 이번에는 테두리를 따라 그린다.
· 점선으로 된 꽃의 테두리를 좋아하는 색으로 천천히 따라 그린다.
· 원하는 곳 아무데서나 시작해 천천히 따라 그리면 된다.
· 색칠 연습을 좀 더 하고 싶다면 그 위에 색칠해도 좋다.

· · · · · ·

TIP 테두리를 따라가며 꽃의 윤곽을 완성하는 동안 집중하게 되고, 완성된 그림을 보면 기분도 좋아지고 성취감도 생긴다.

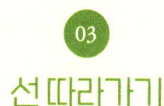

선 따라가기

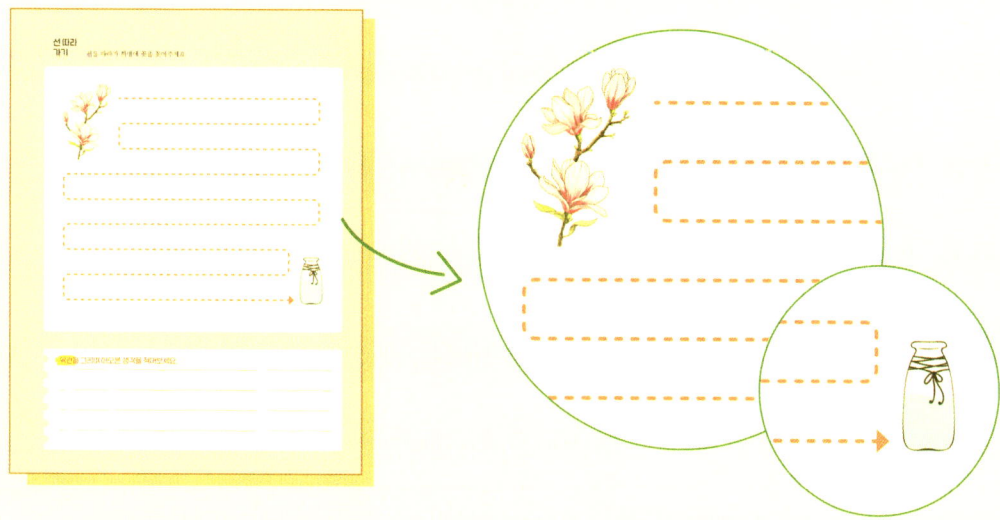

- 예쁘게 색칠한 꽃을 이번에는 화병에 꽂아보자.
- 색연필로 점선을 따라가며 손 근육을 강화시켜보자.

• • • • • •

TIP 천천히 선을 따라가 예쁜 화병에 꽂아주면 마음이 더욱 즐거워진다.

회상하기

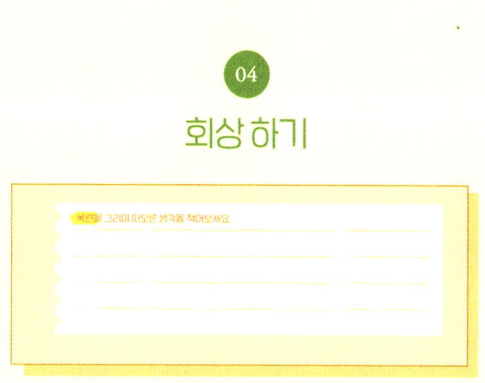

- 꽃을 색칠하며 그동안 많이 보아왔던 꽃들에 얽힌 추억을 떠올려본다.
- 꽃의 테두리를 따라 그리며 떠올랐던 생각은 무엇인가?
- 점선을 따라가 화병에 꽃을 꽂아주었을 때의 느낌은 어떠했나?
- 색칠과 윤곽 그리기, 선 따라가기 활동을 하고 난 지금 마음과 기분은 어떠한가?
- 추억이나 기분, 마음 상태를 간단히 표현해본다.

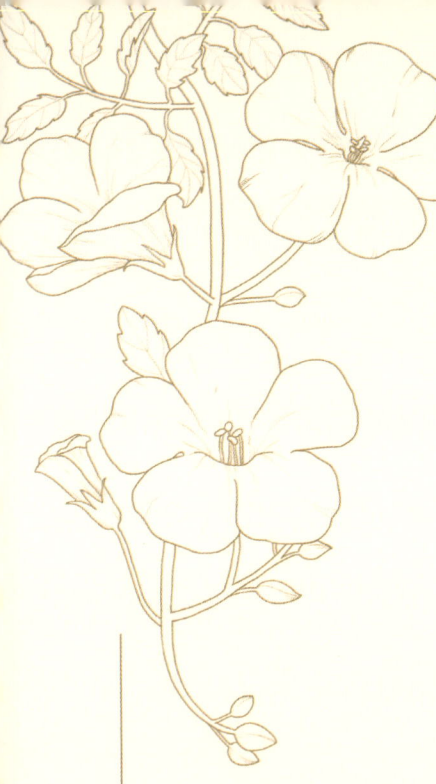

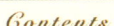

차 례

추천의 글 · 02
프롤로그 · 04
이 책의 사용 방법 · 05

시니어를 위한 두뇌건강 색칠놀이

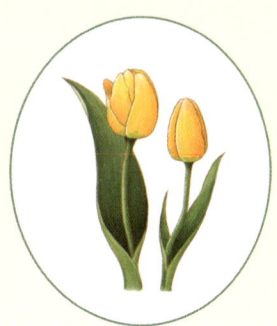
튤립

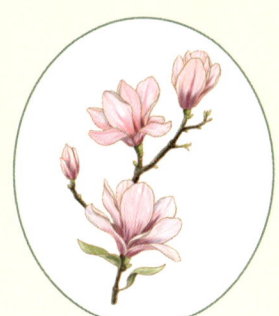
목련

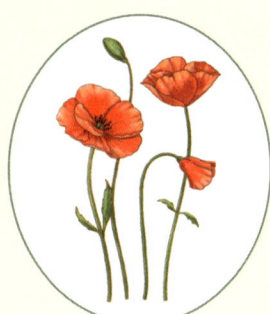
양귀비

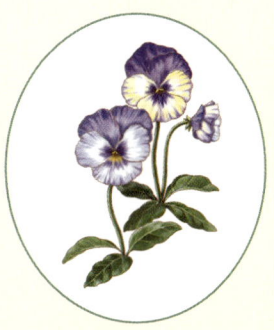
팬지

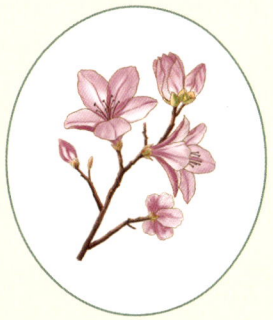
진달래

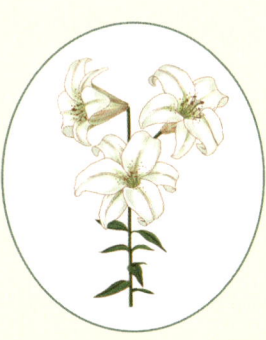
백합

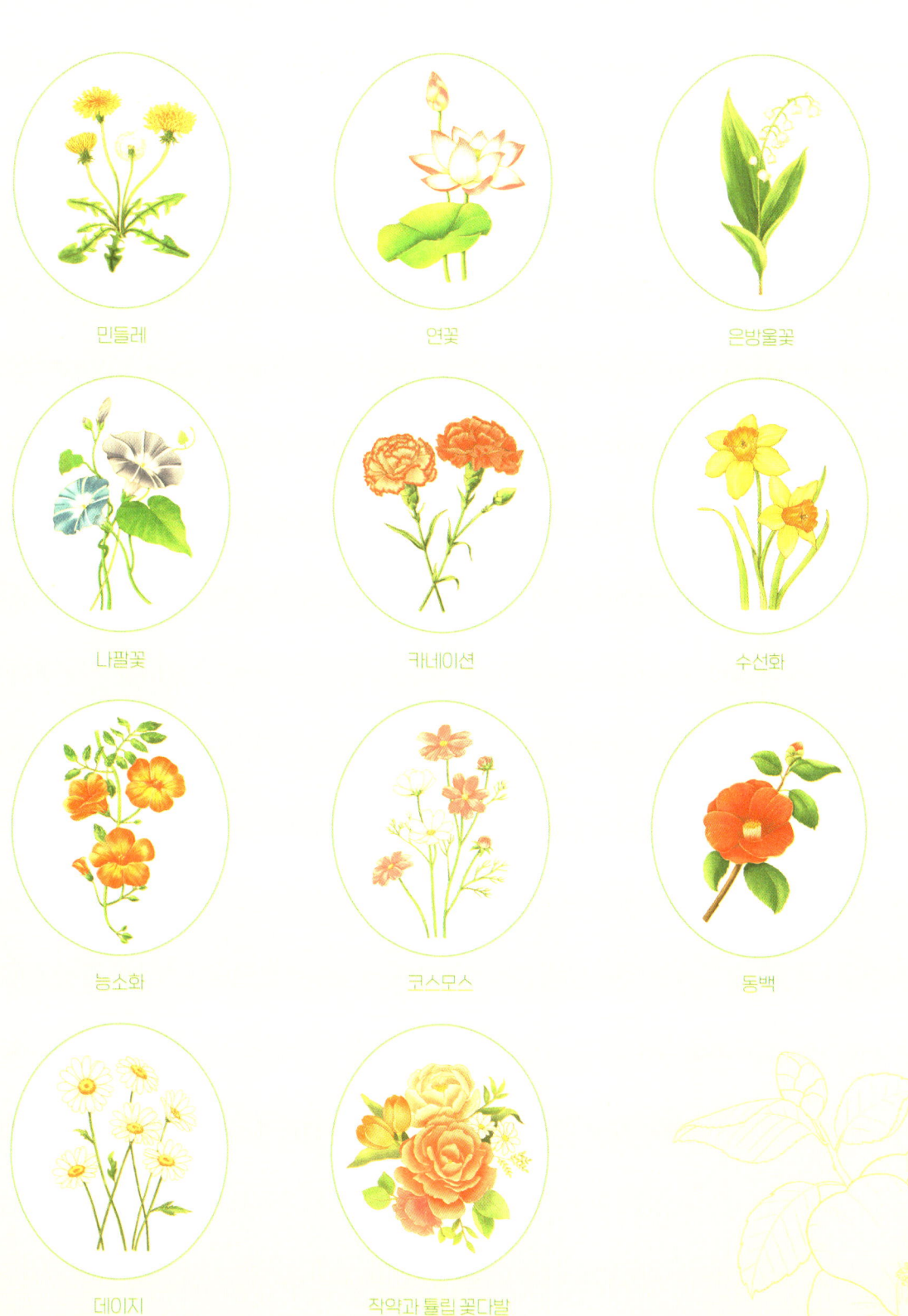

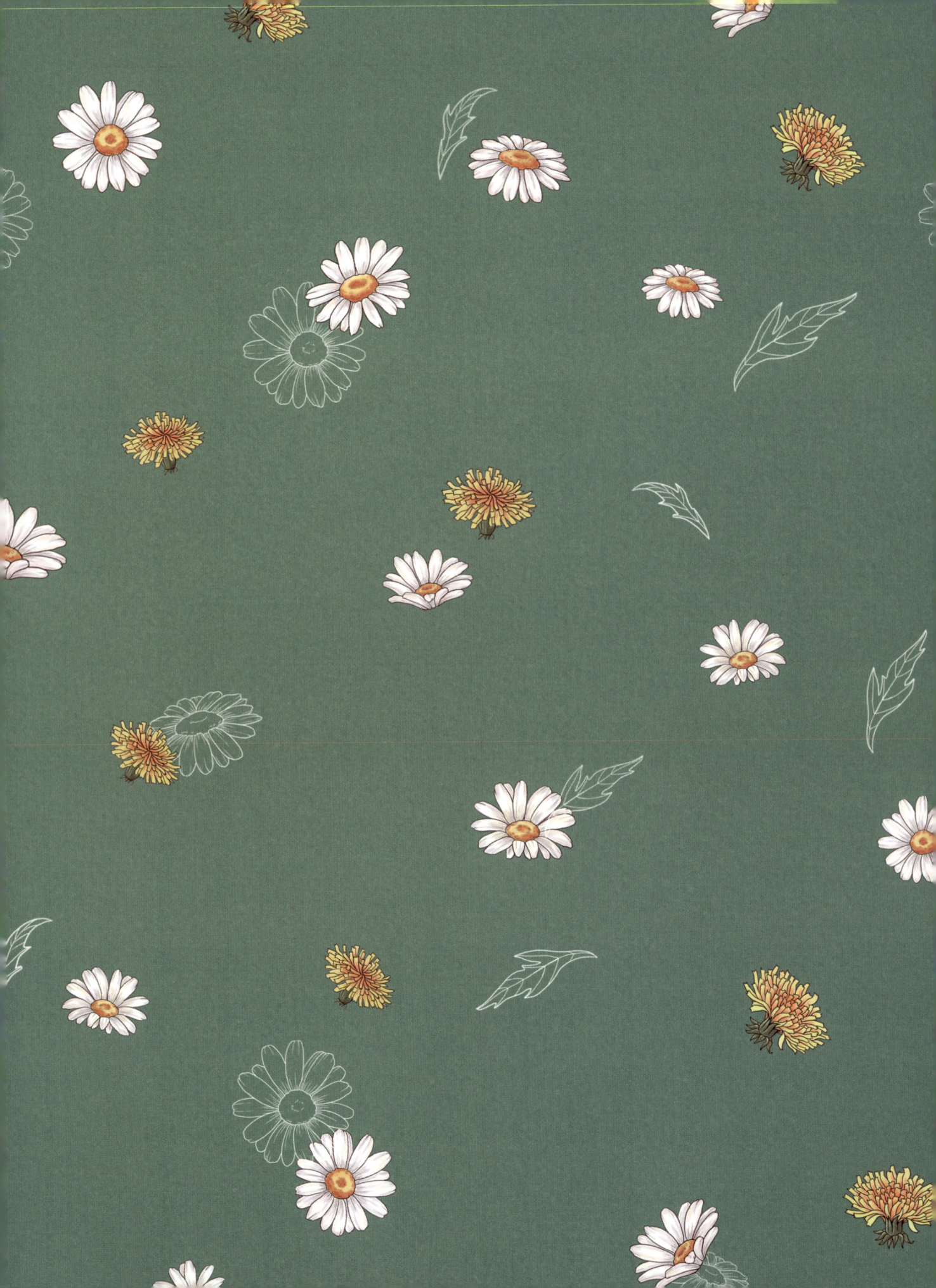

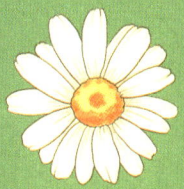
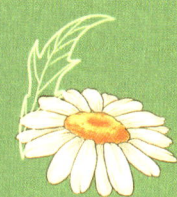
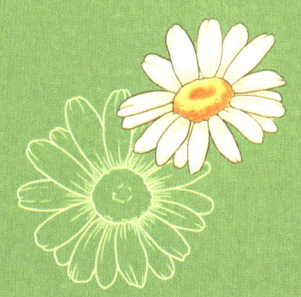
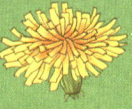
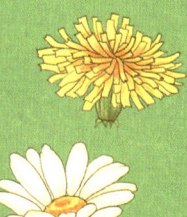
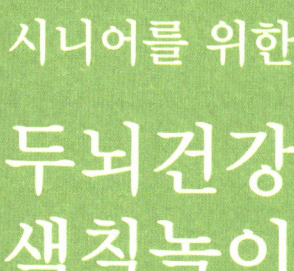

시니어를 위한

두뇌건강 색칠놀이

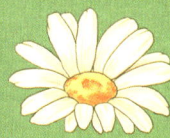

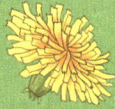

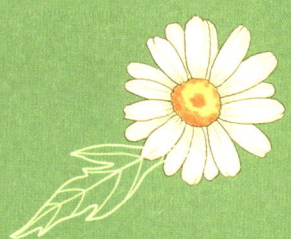
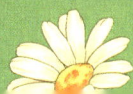

~튤립~

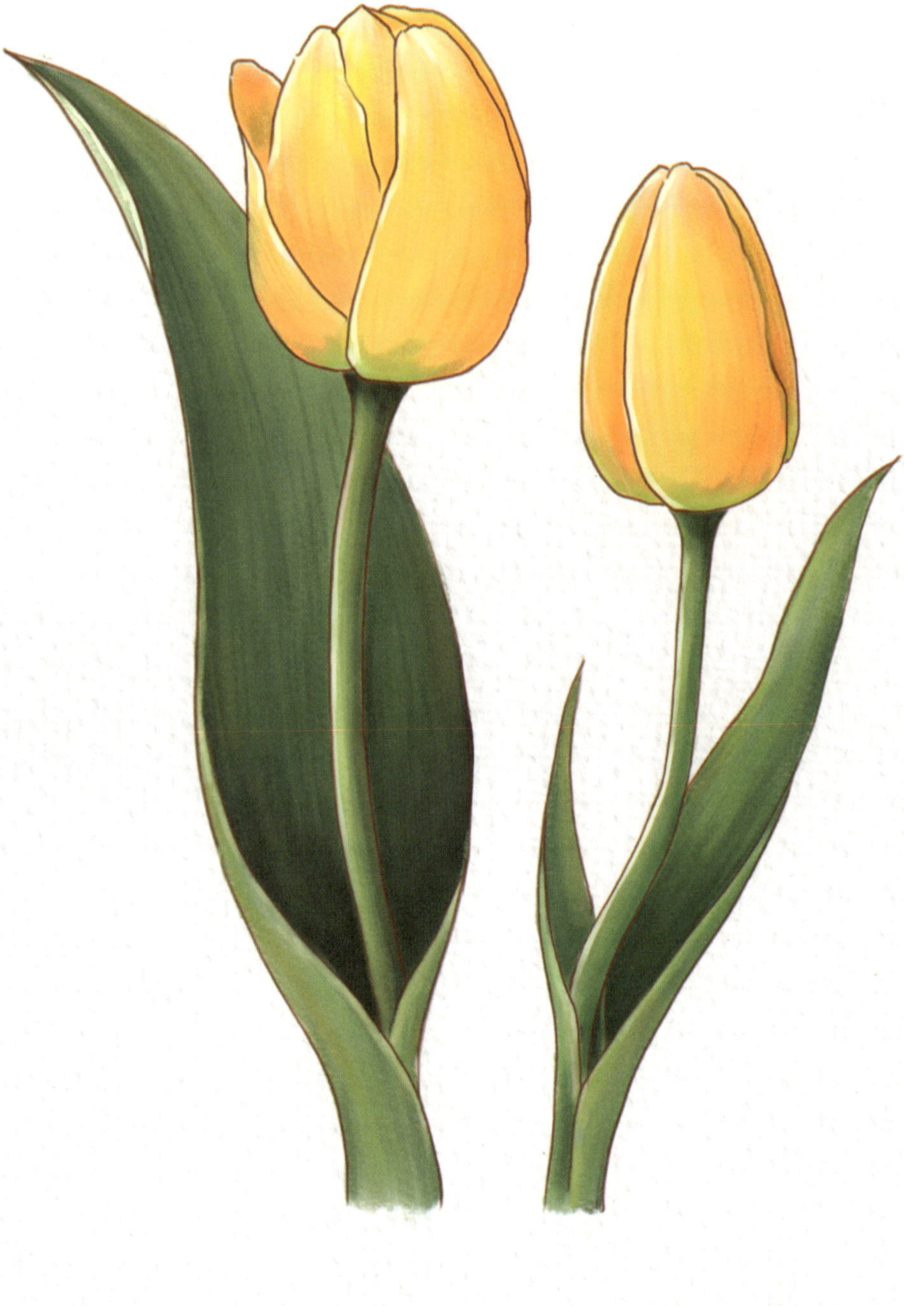

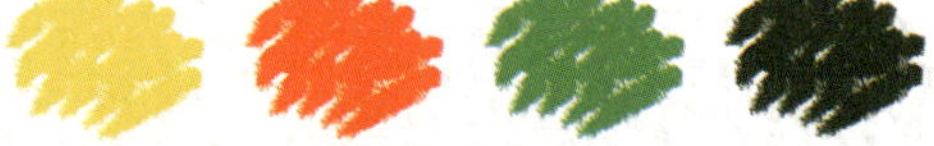

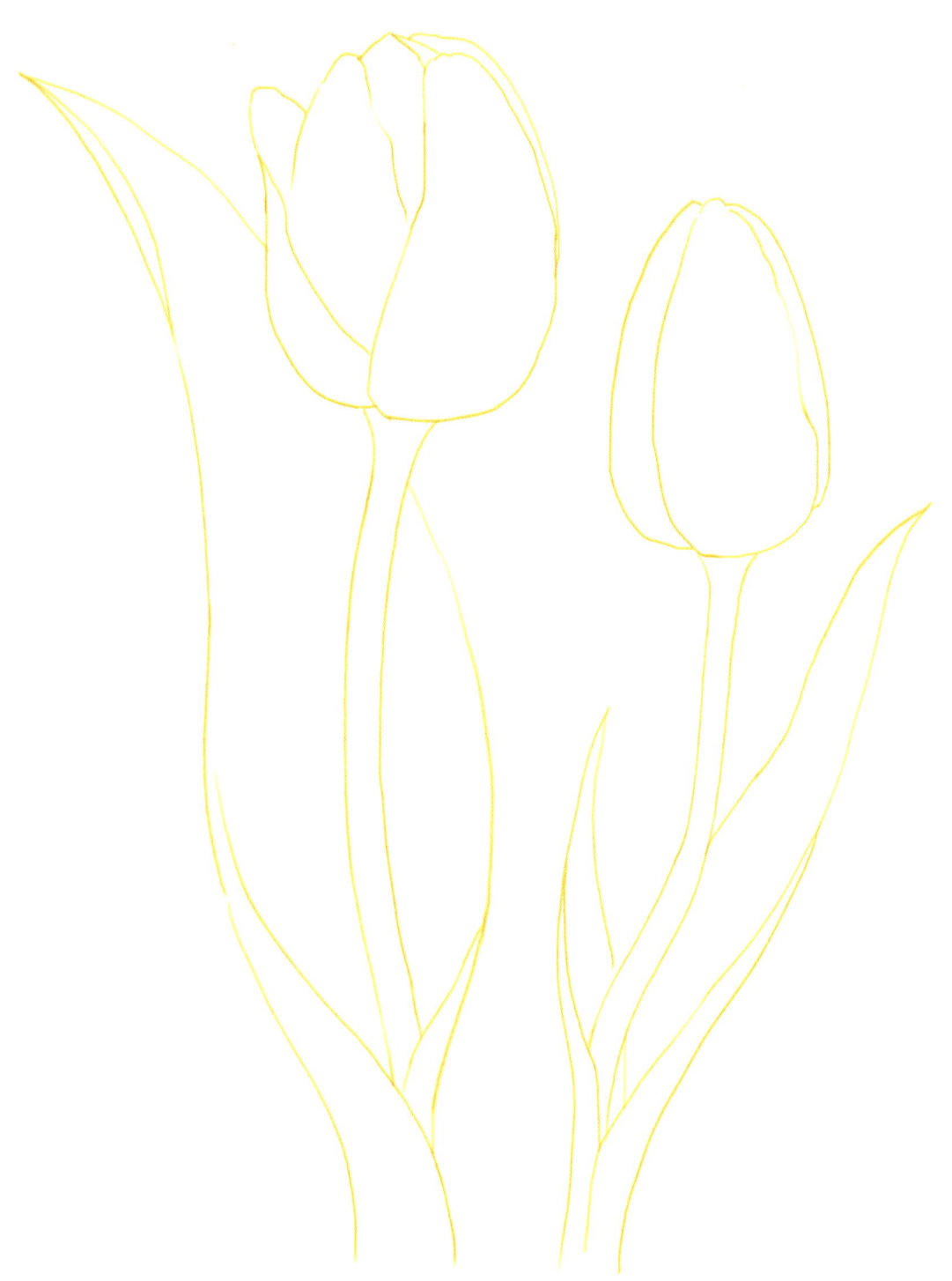

윤곽 그리기

점선을 따라 그리며 꽃의 테두리를 완성해보세요.

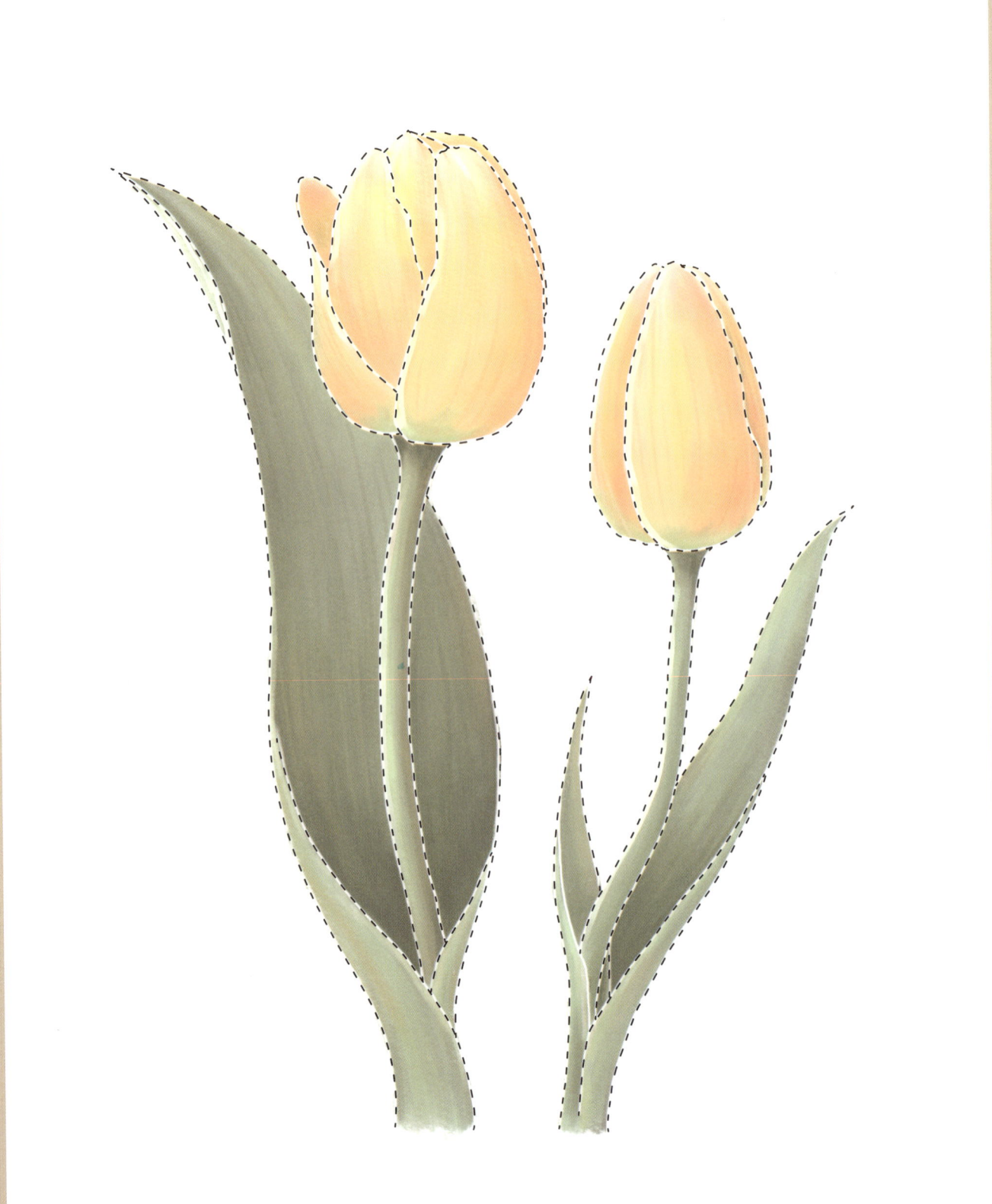

선 따라가기

선을 따라가 화병에 꽃을 꽂아주세요.

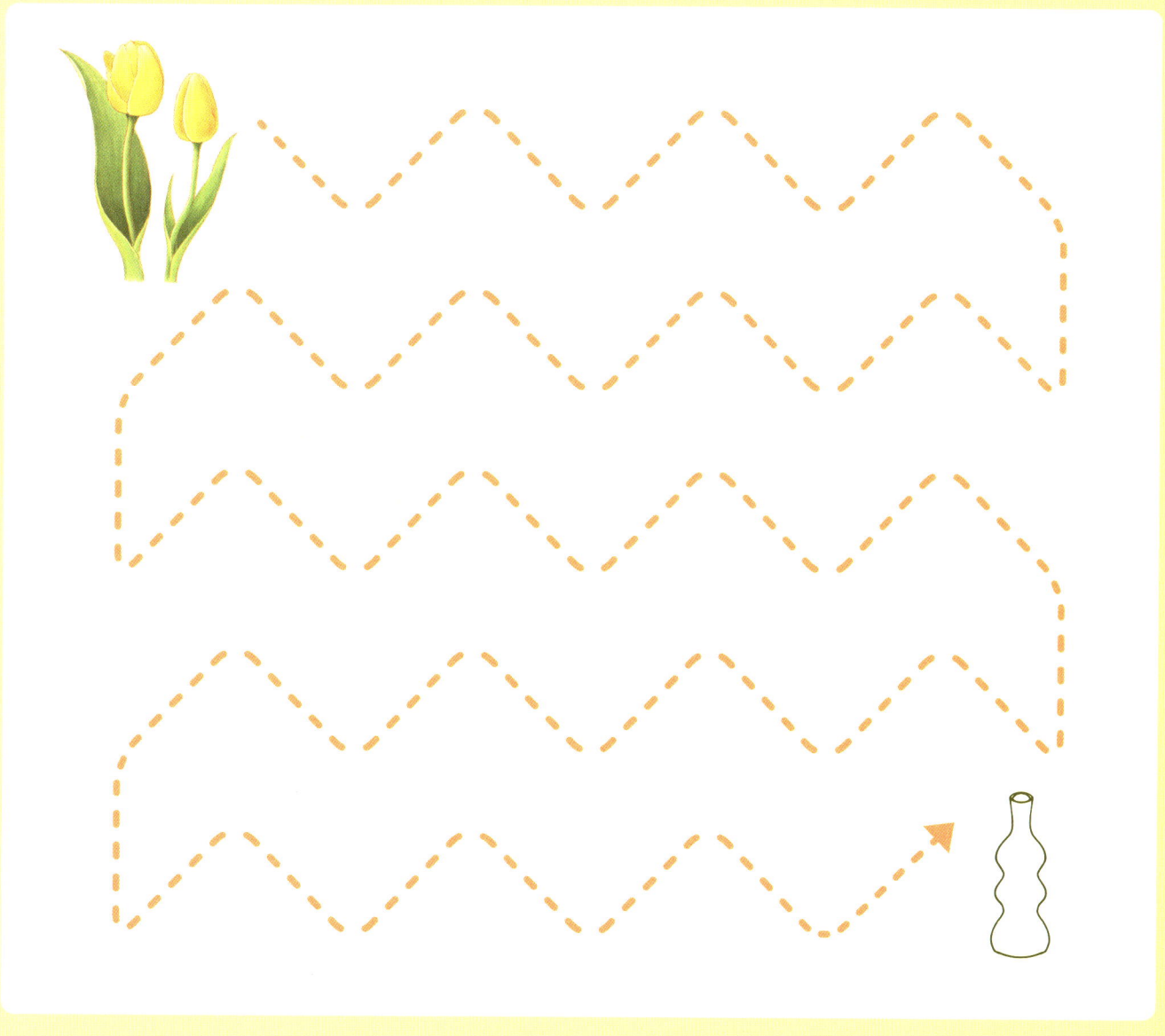

튤립을 그리며 떠오른 생각을 적어보세요.

목련

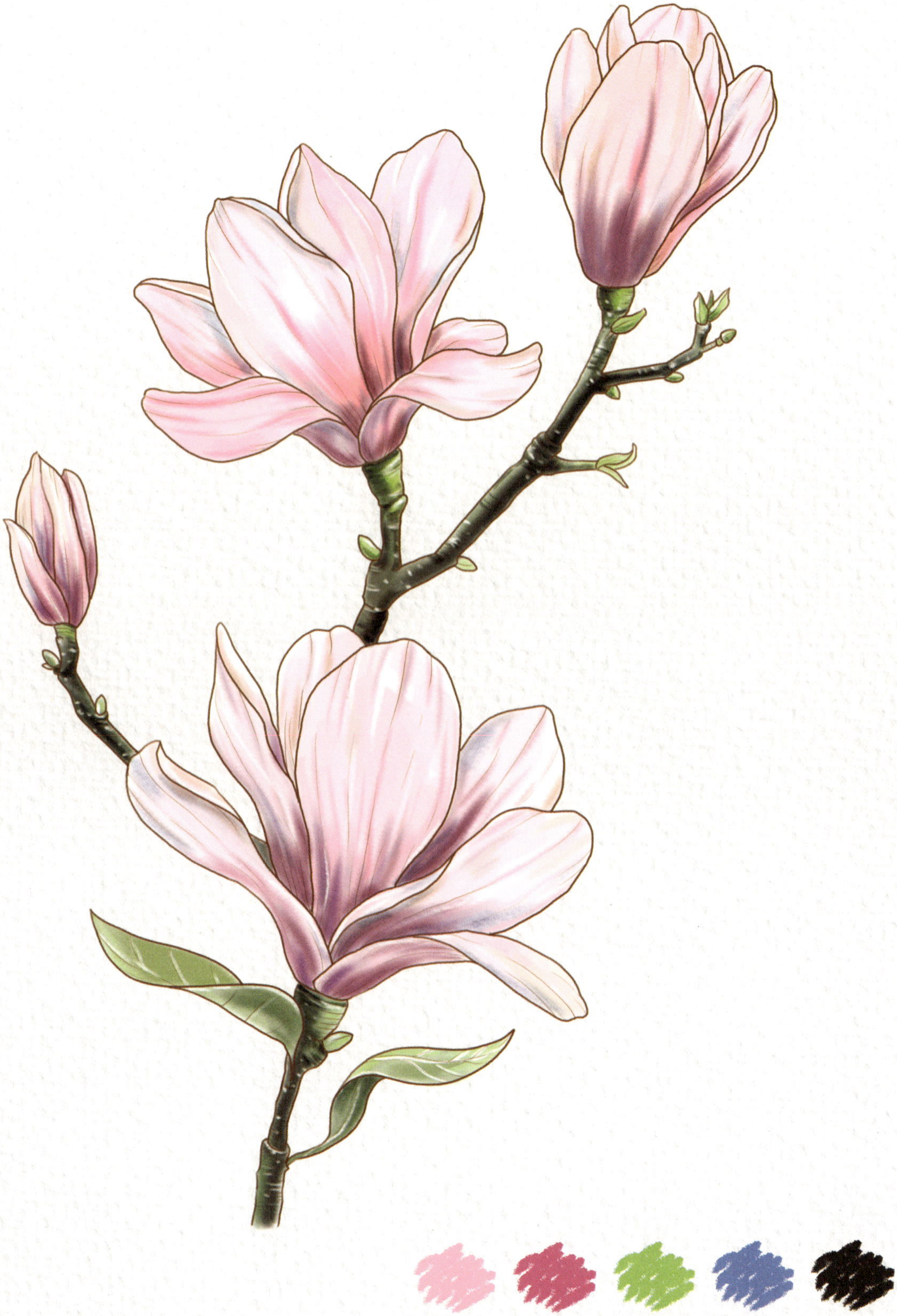

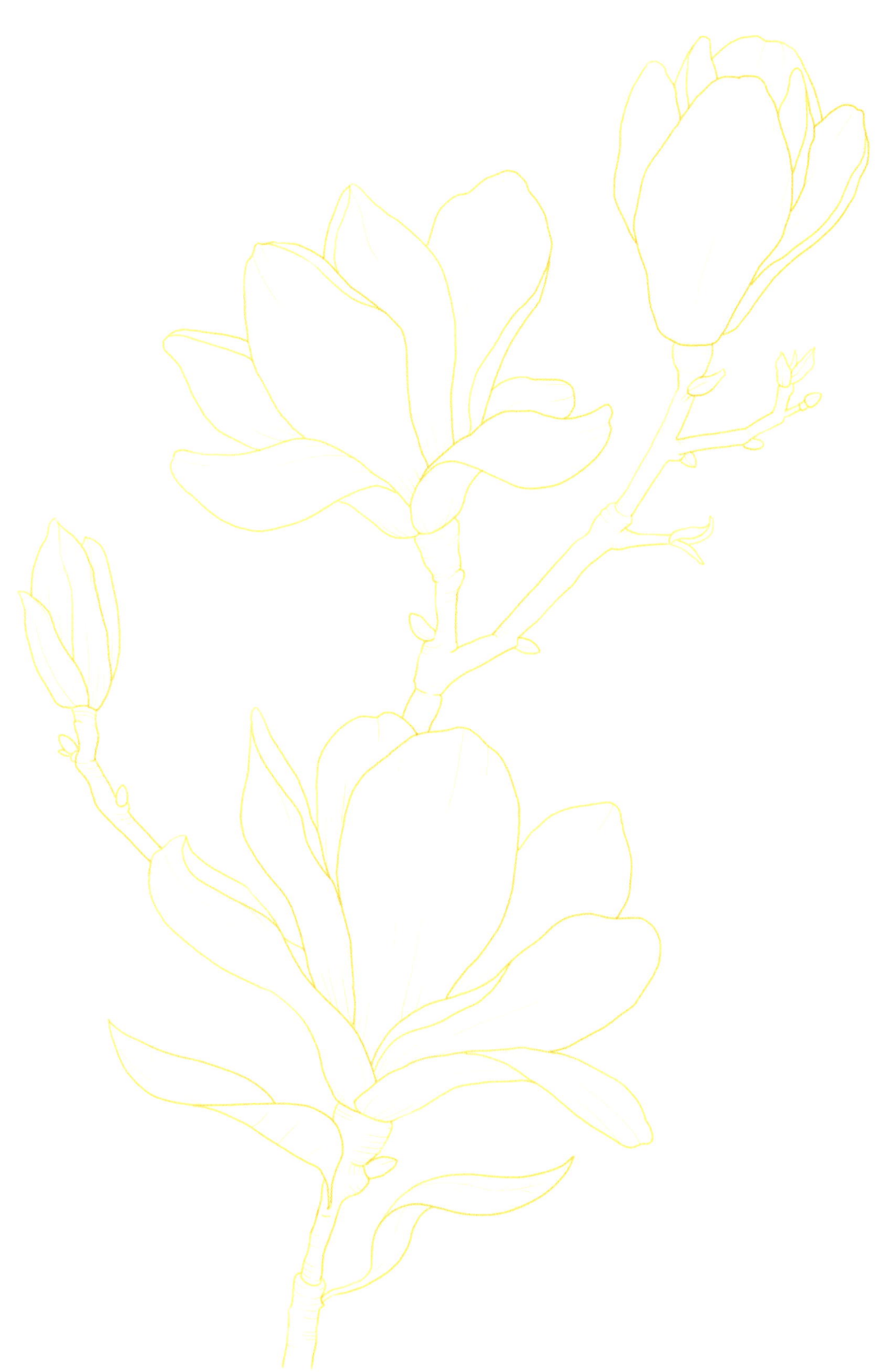

윤곽 그리기
점선을 따라 그리며 꽃의 테두리를 완성해보세요.

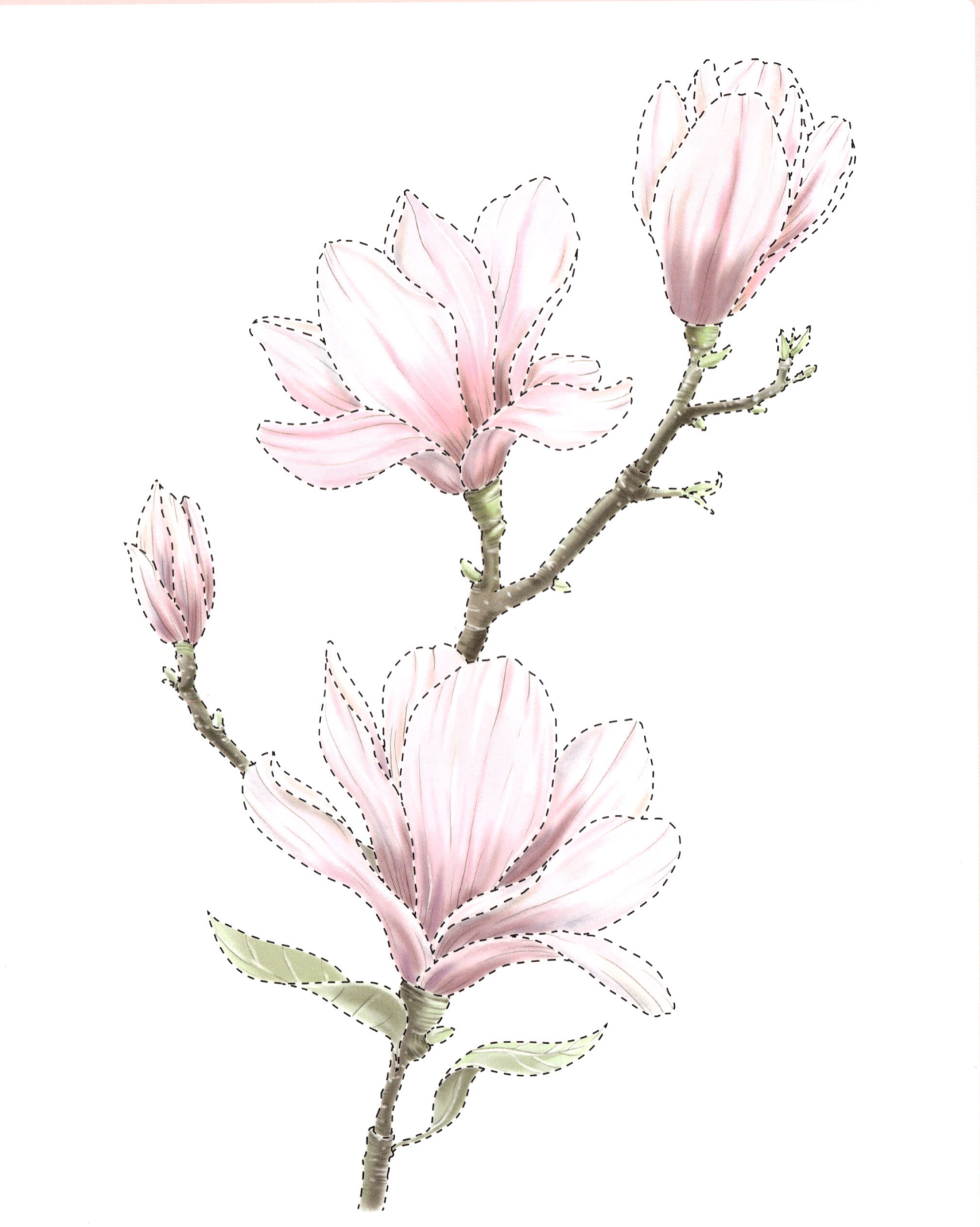

선 따라가기

선을 따라가 화병에 꽃을 꽂아주세요.

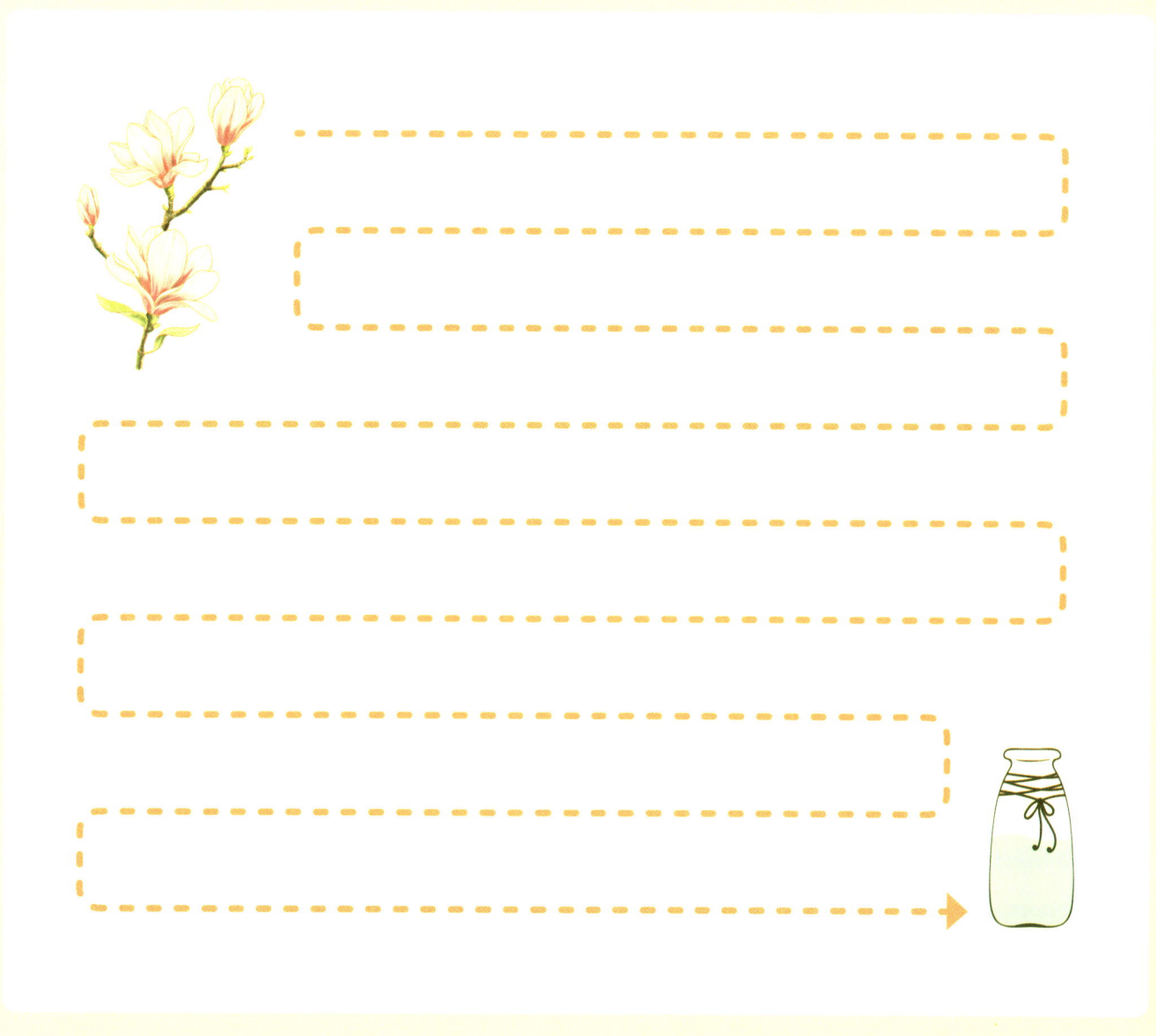

목련을 그리며 떠오른 생각을 적어보세요.

_____
_____
_____
_____

～ 양귀비 ～

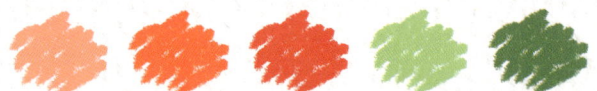

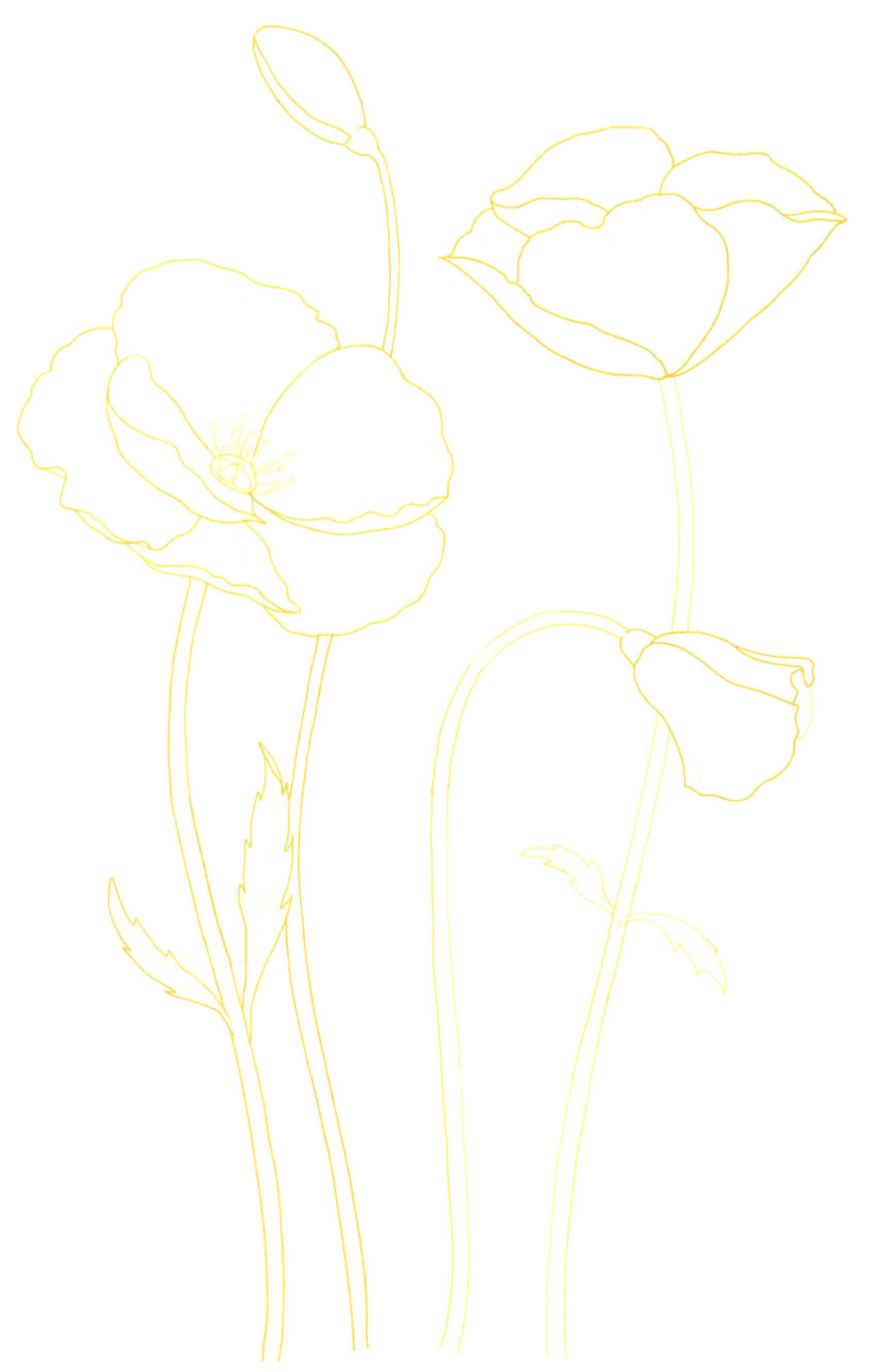

윤곽 그리기
점선을 따라 그리며 꽃의 테두리를 완성해보세요.

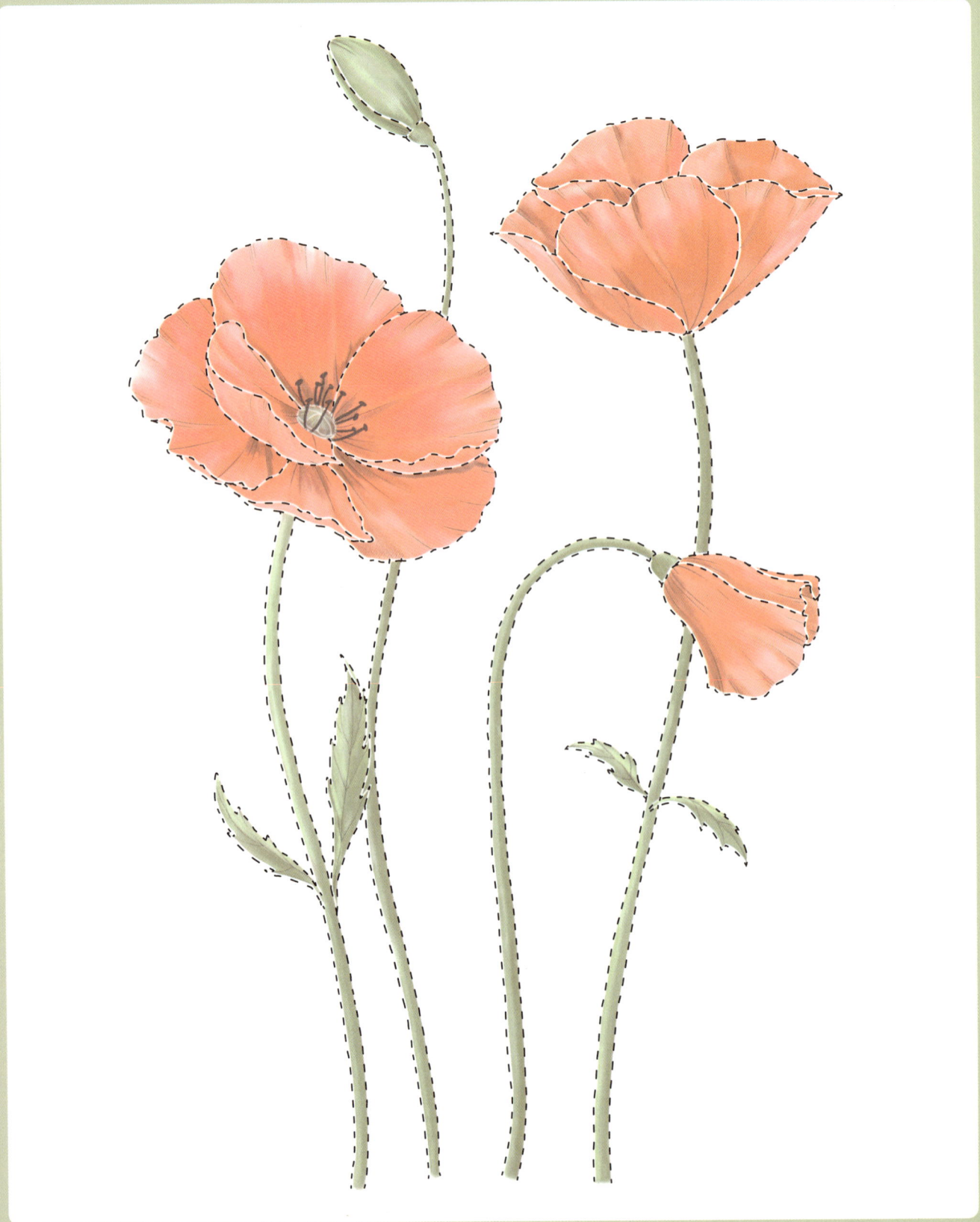

선 따라가기

선을 따라가 화병에 꽃을 꽂아주세요.

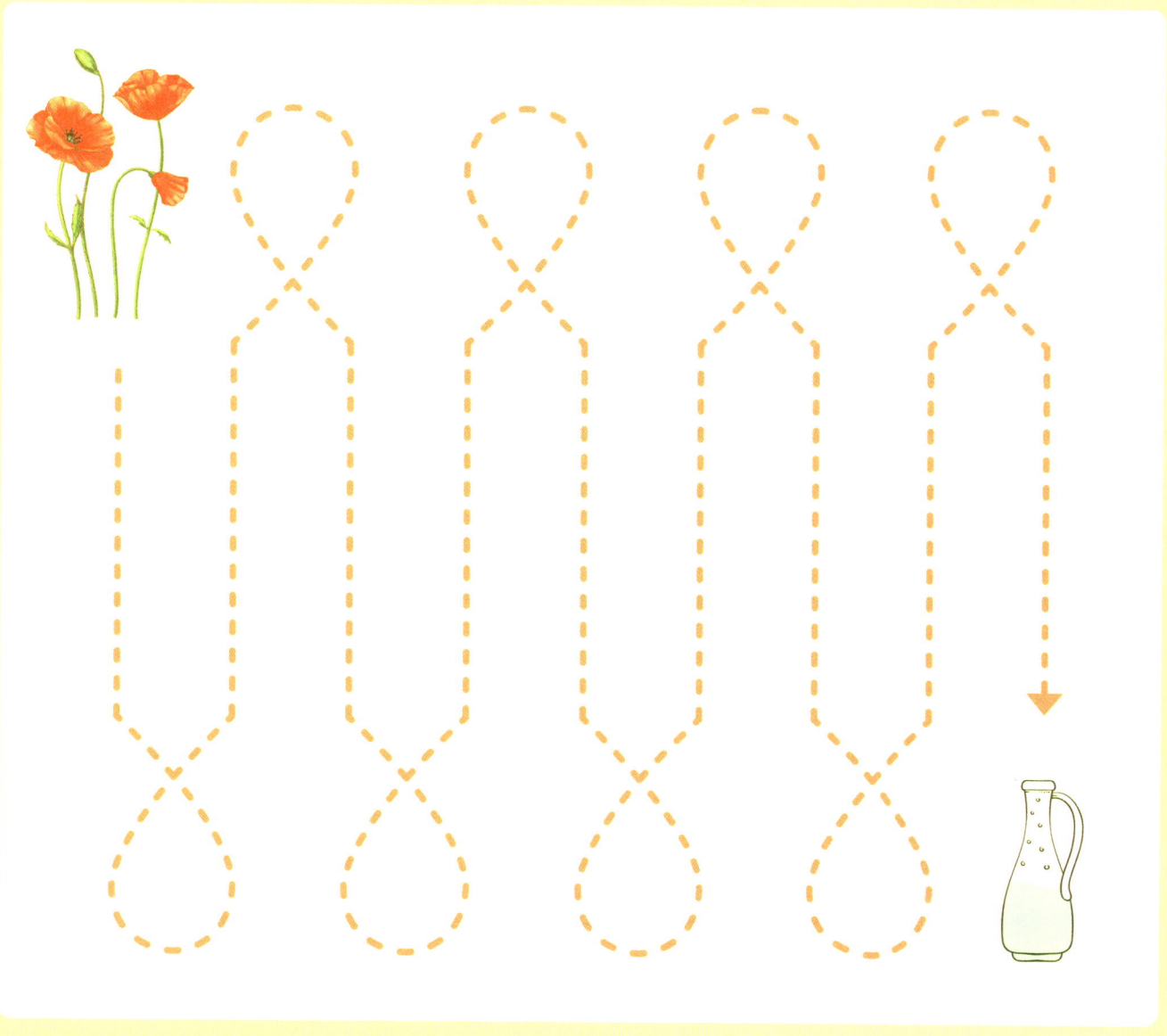

양귀비를 그리며 떠오른 생각을 적어보세요.

팬지

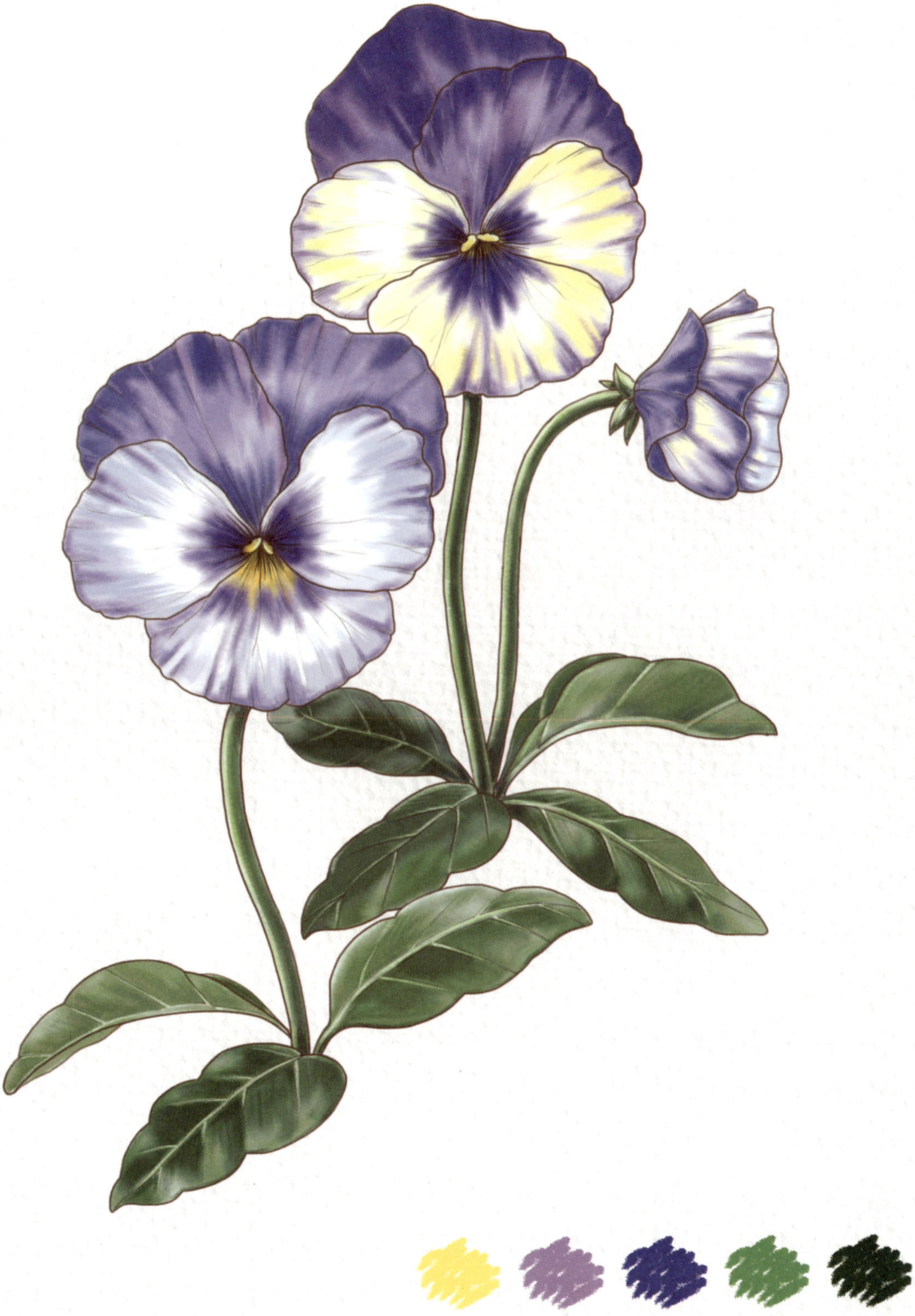

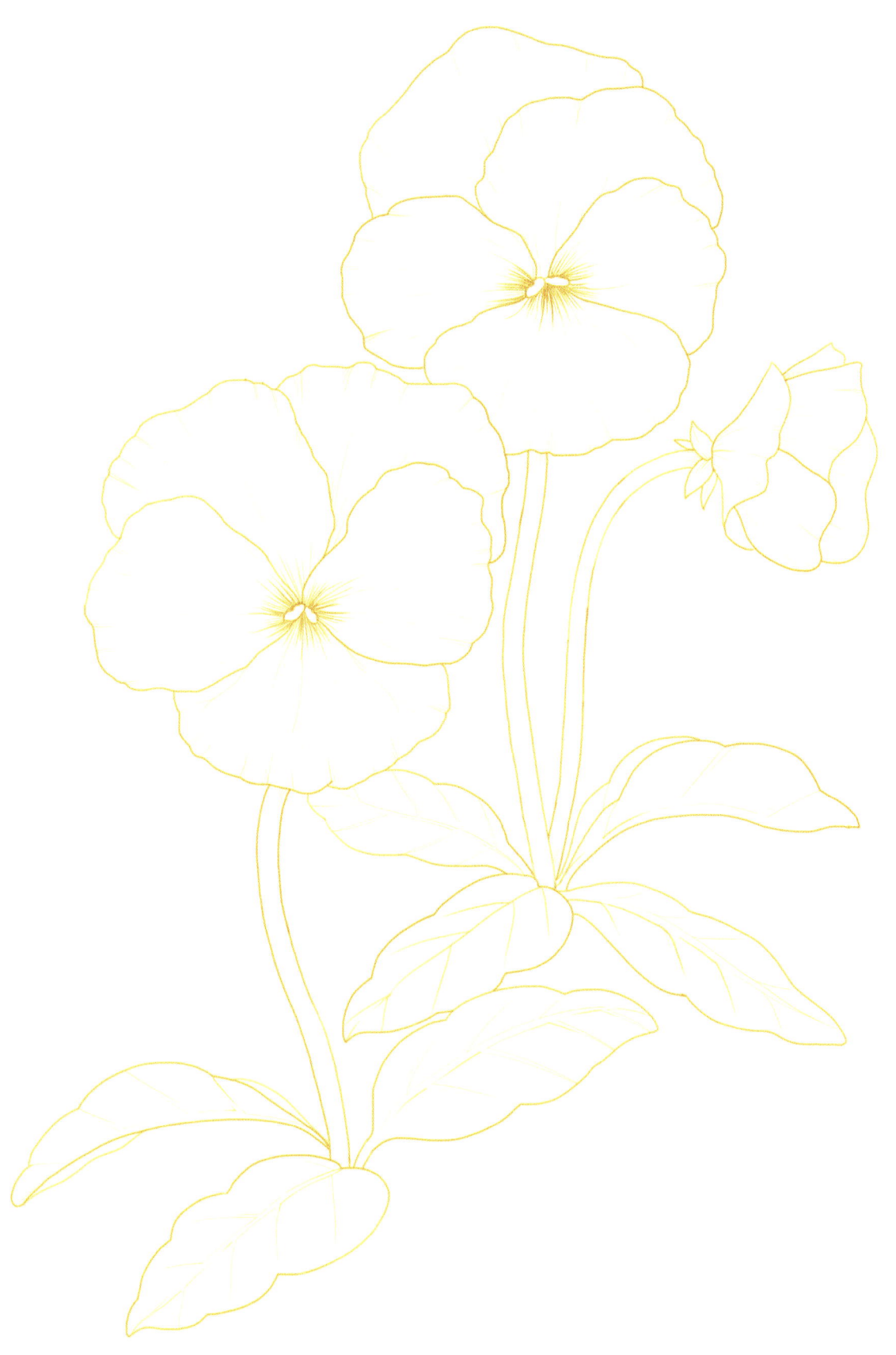

윤곽 그리기

점선을 따라 그리며 꽃의 테두리를 완성해보세요.

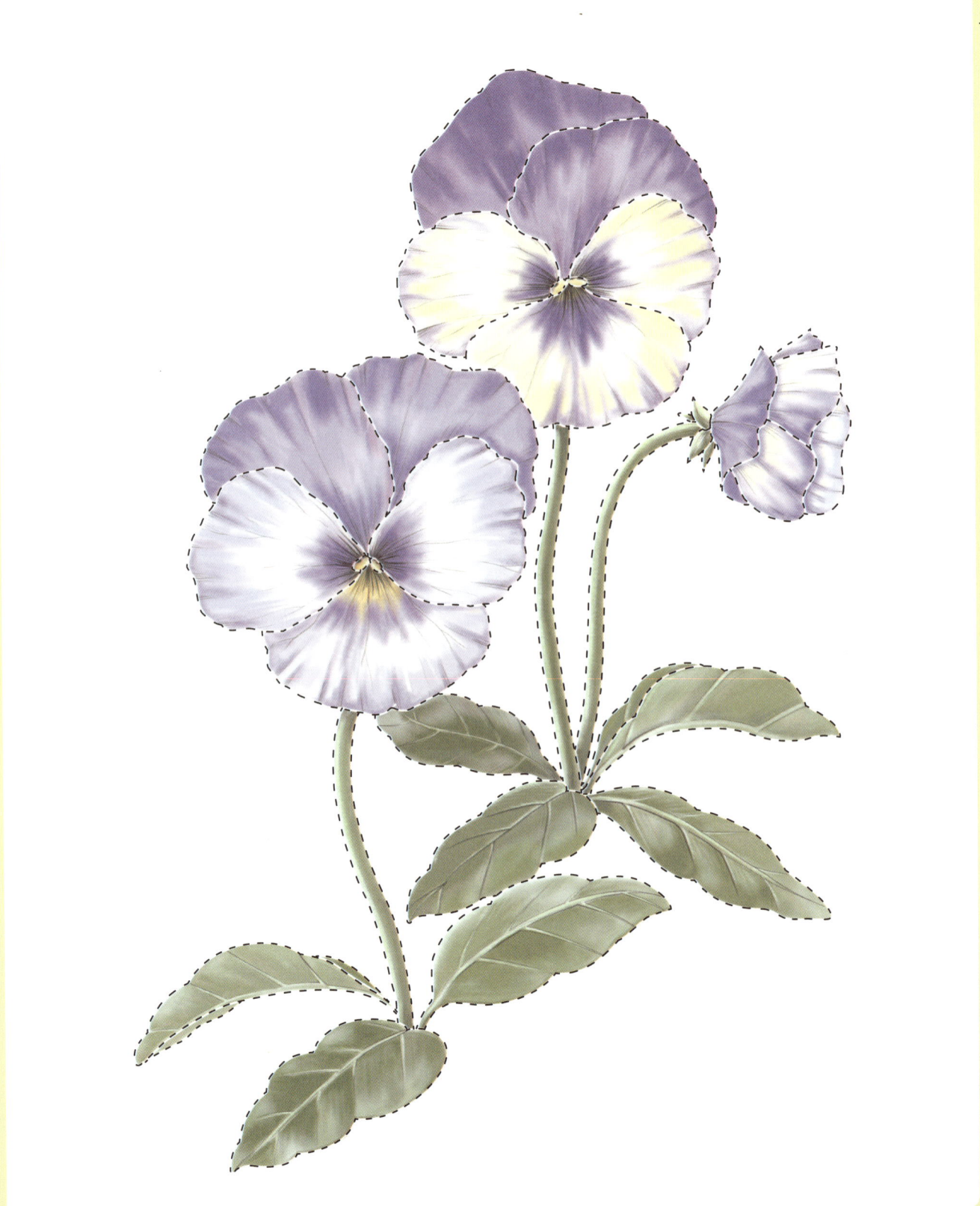

미로 찾기

미로를 통과해 화병에 꽃을 꽂아주세요.

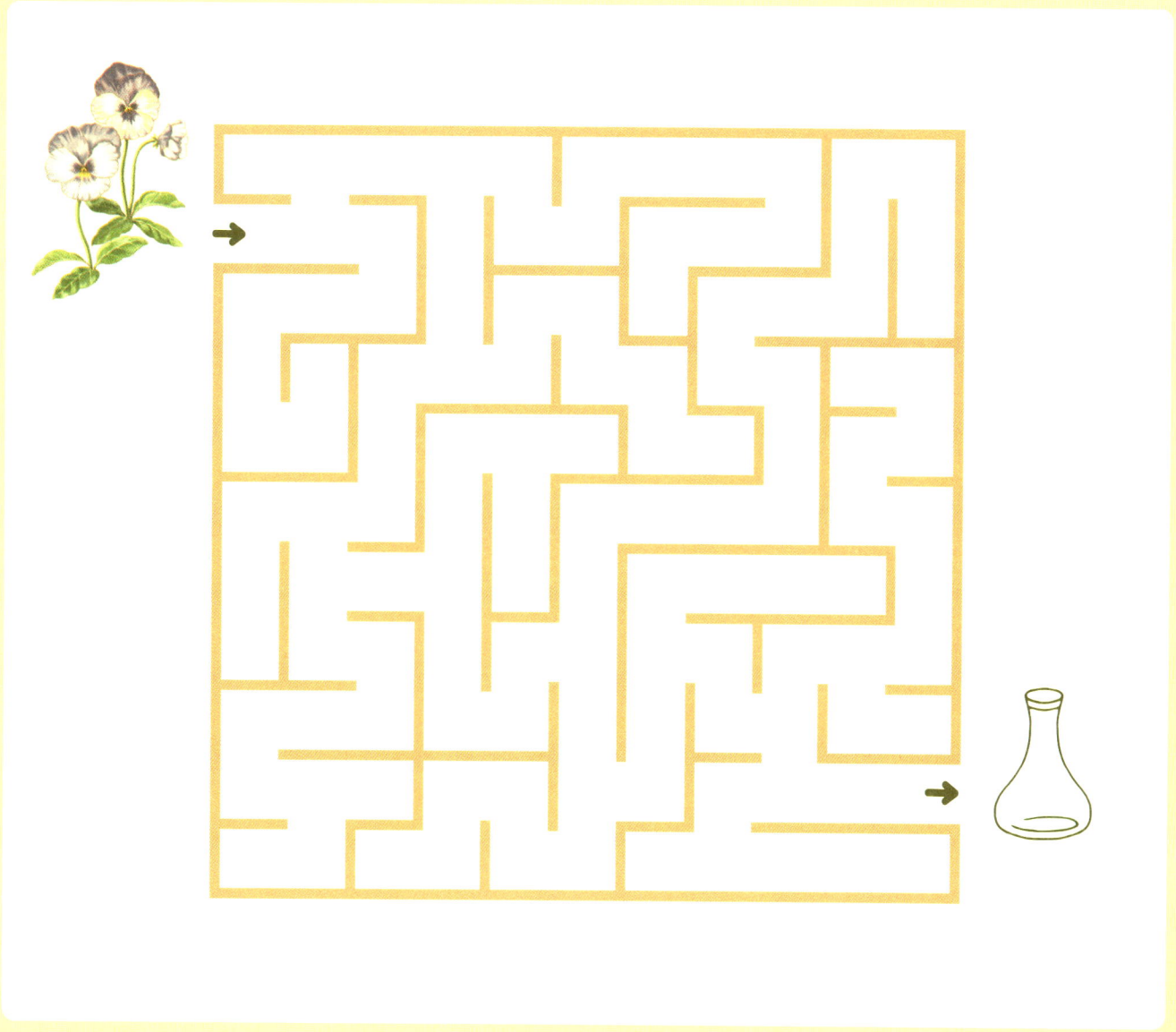

팬지를 그리며 떠오른 생각을 적어보세요.

～ 진달래 ～

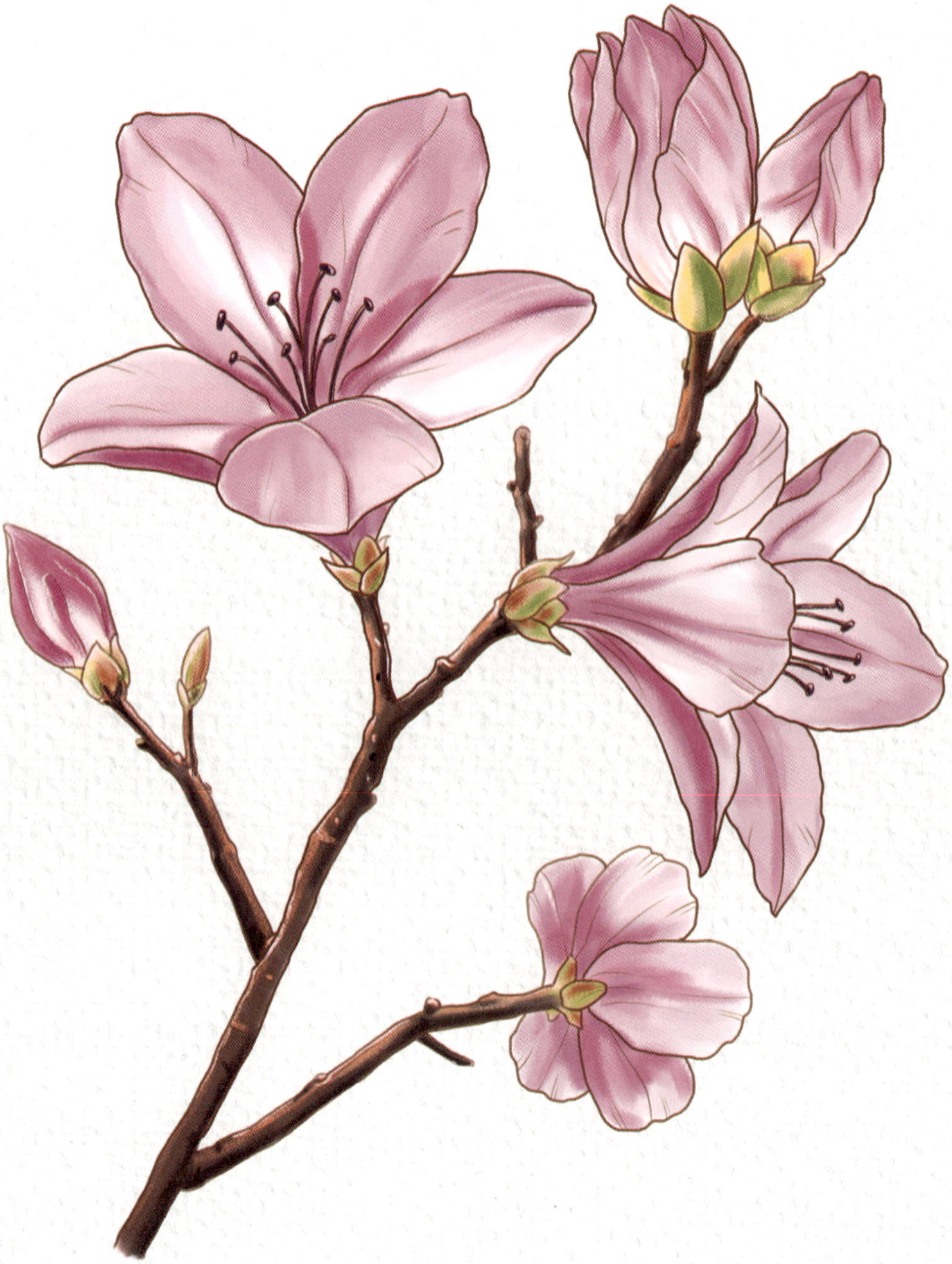

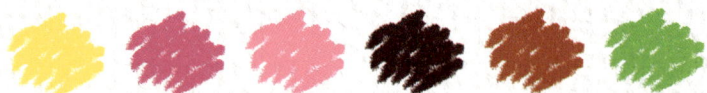

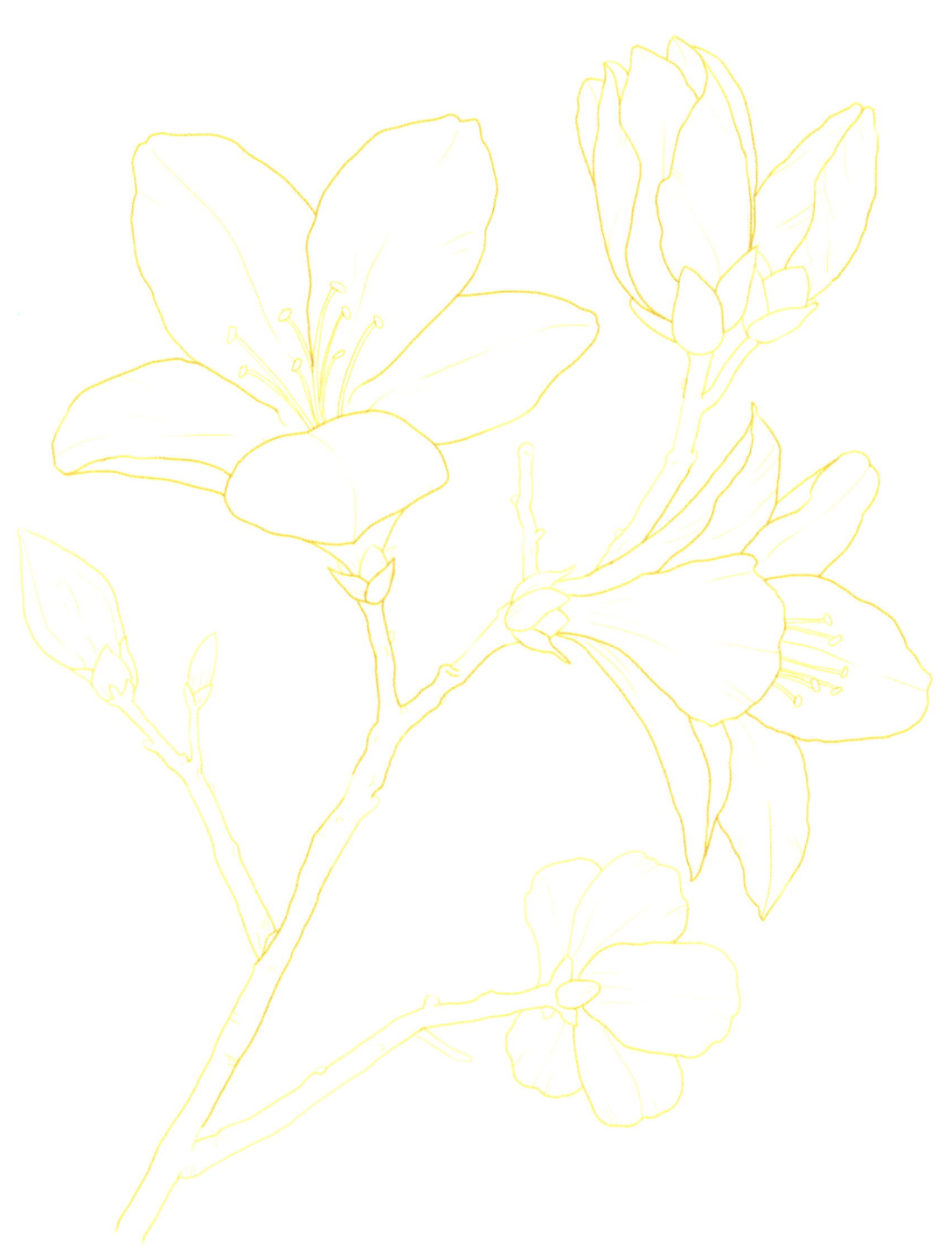

윤곽 그리기

점선을 따라 그리며 꽃의 테두리를 완성해보세요.

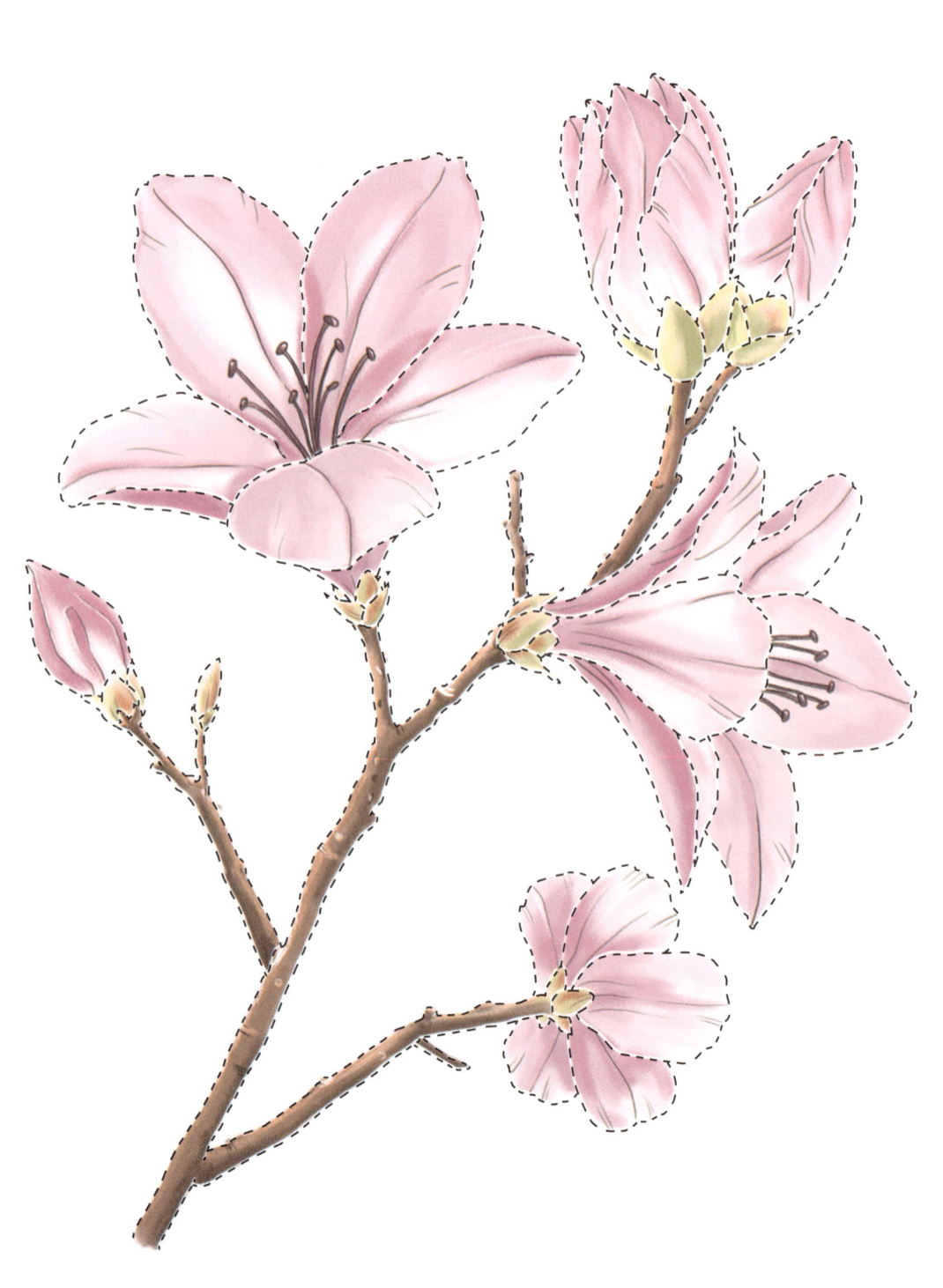

선 따라가기

선을 따라가 화병에 꽃을 꽂아주세요.

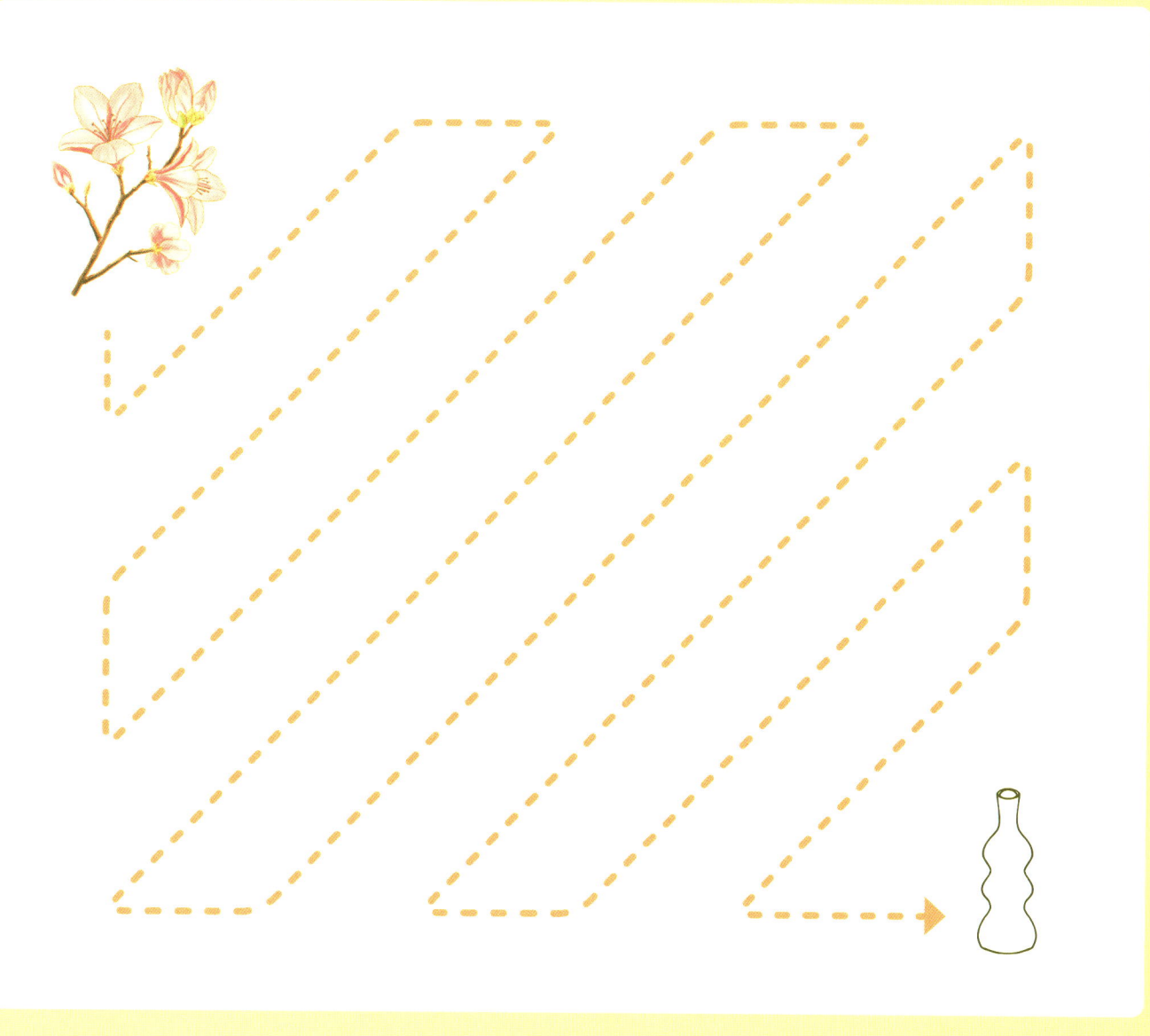

진달래를 그리며 떠오른 생각을 적어보세요.

백합

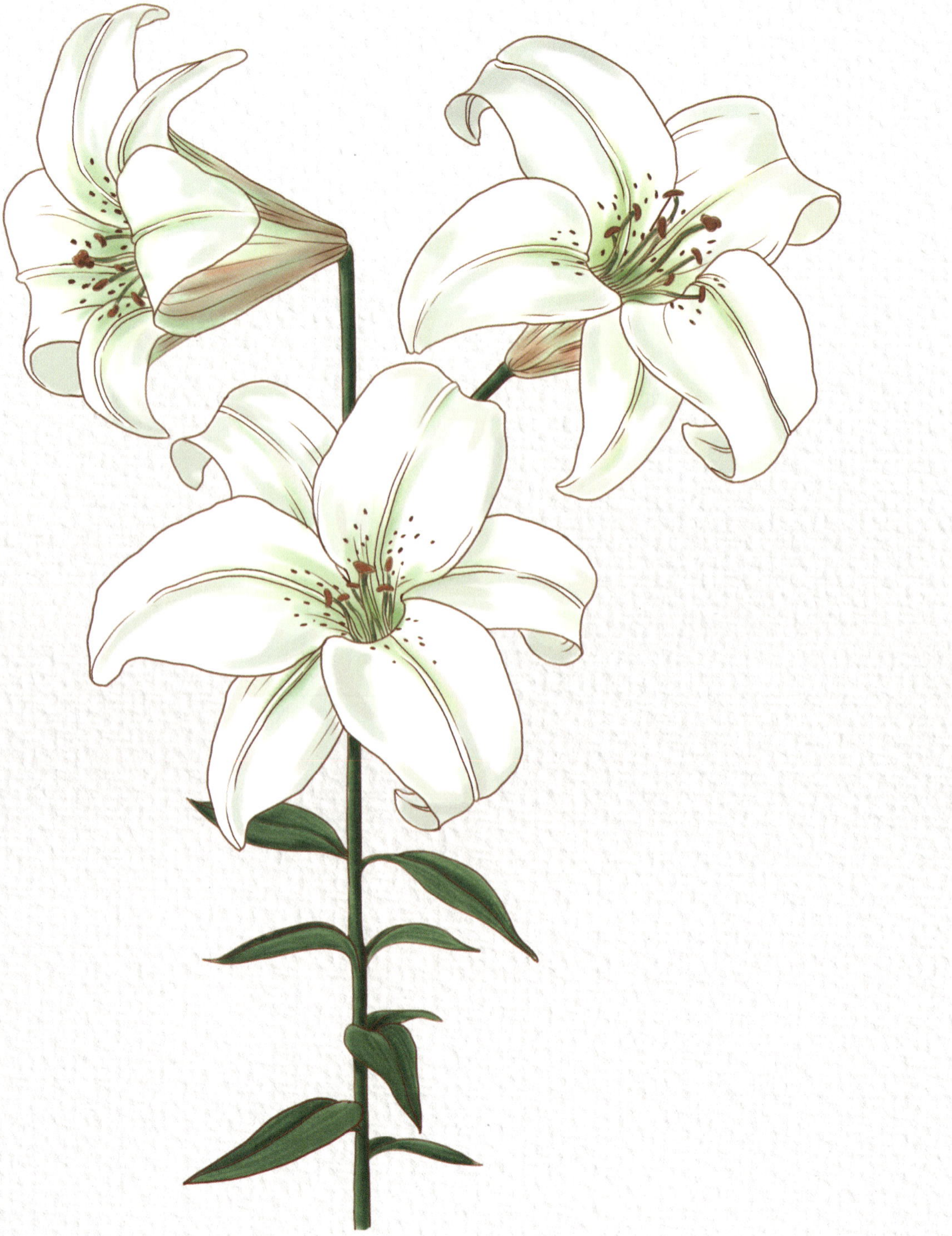

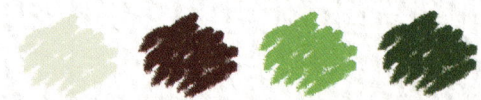

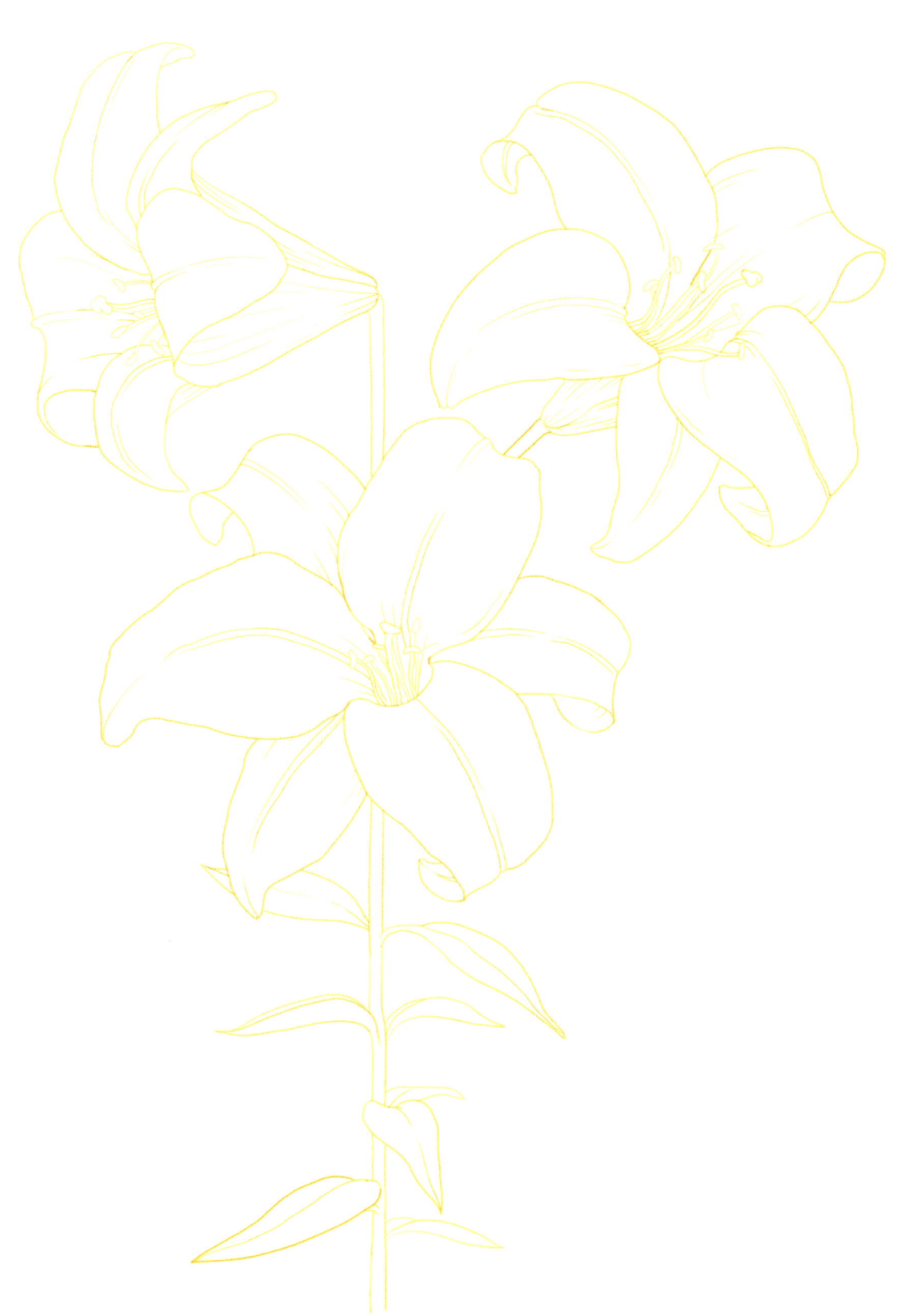

윤곽 그리기 점선을 따라 그리며 꽃의 테두리를 완성해보세요.

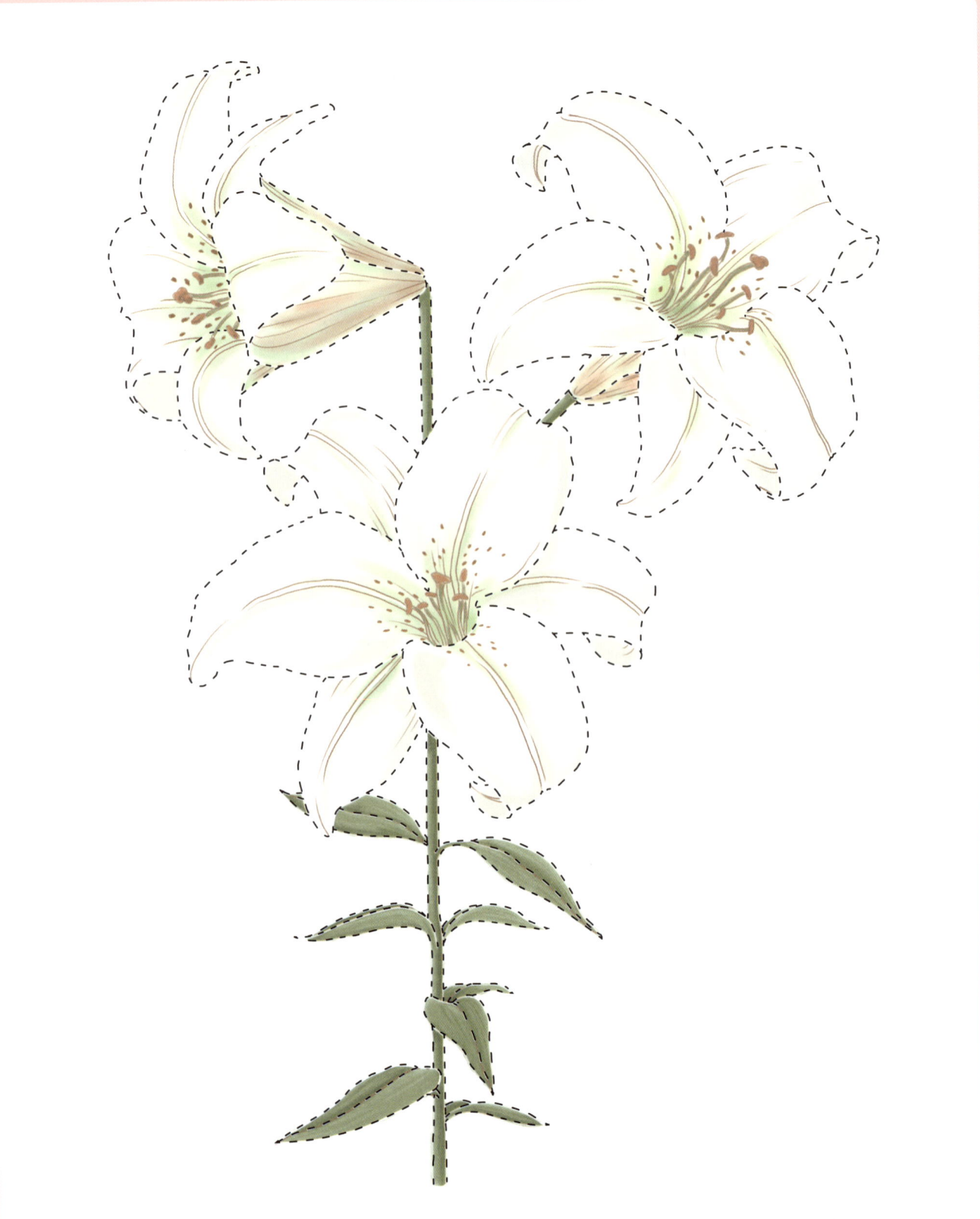

선 따라가기

선을 따라가 화병에 꽃을 꽂아주세요.

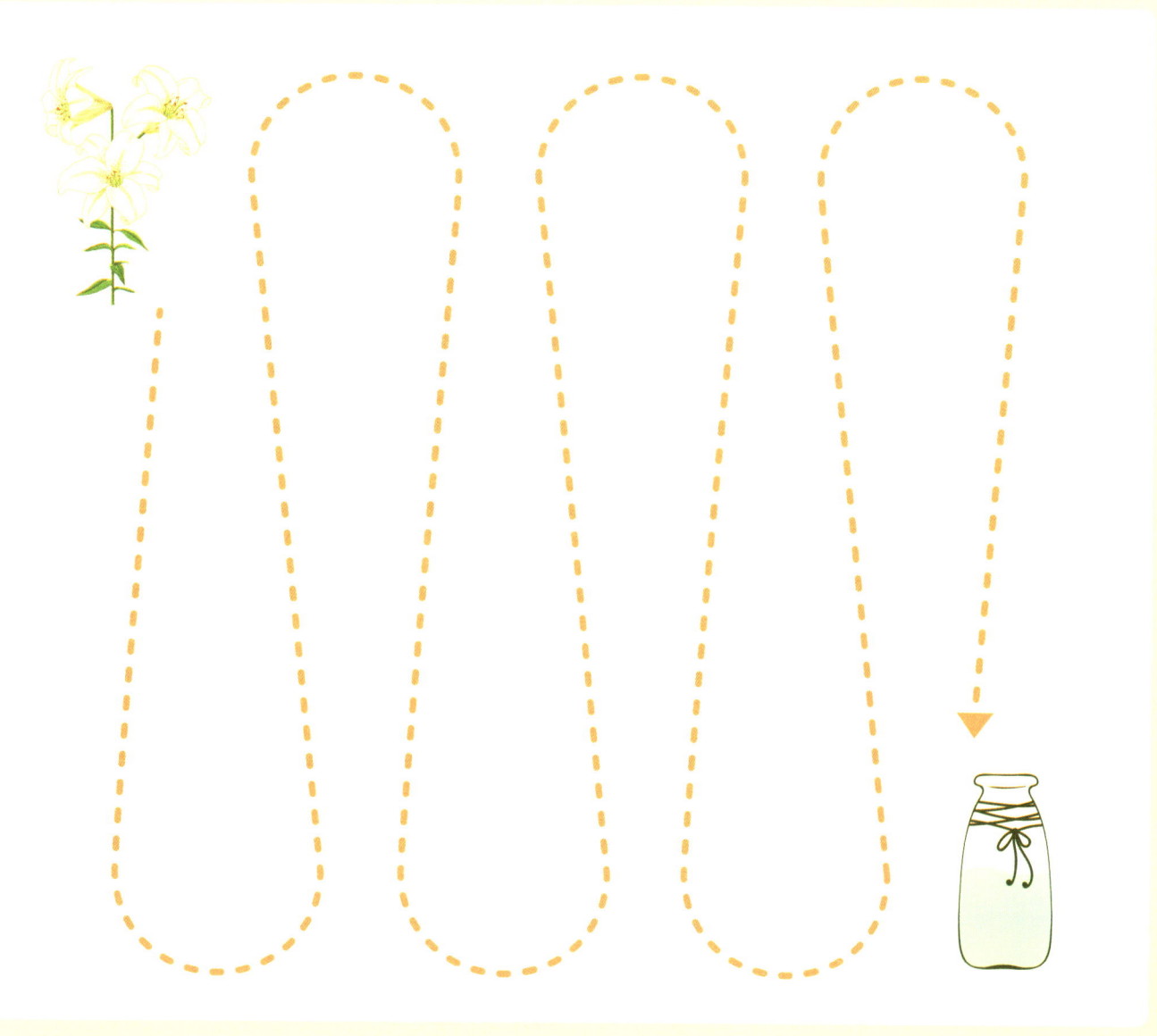

백합을 그리며 떠오른 생각을 적어보세요.

민들레

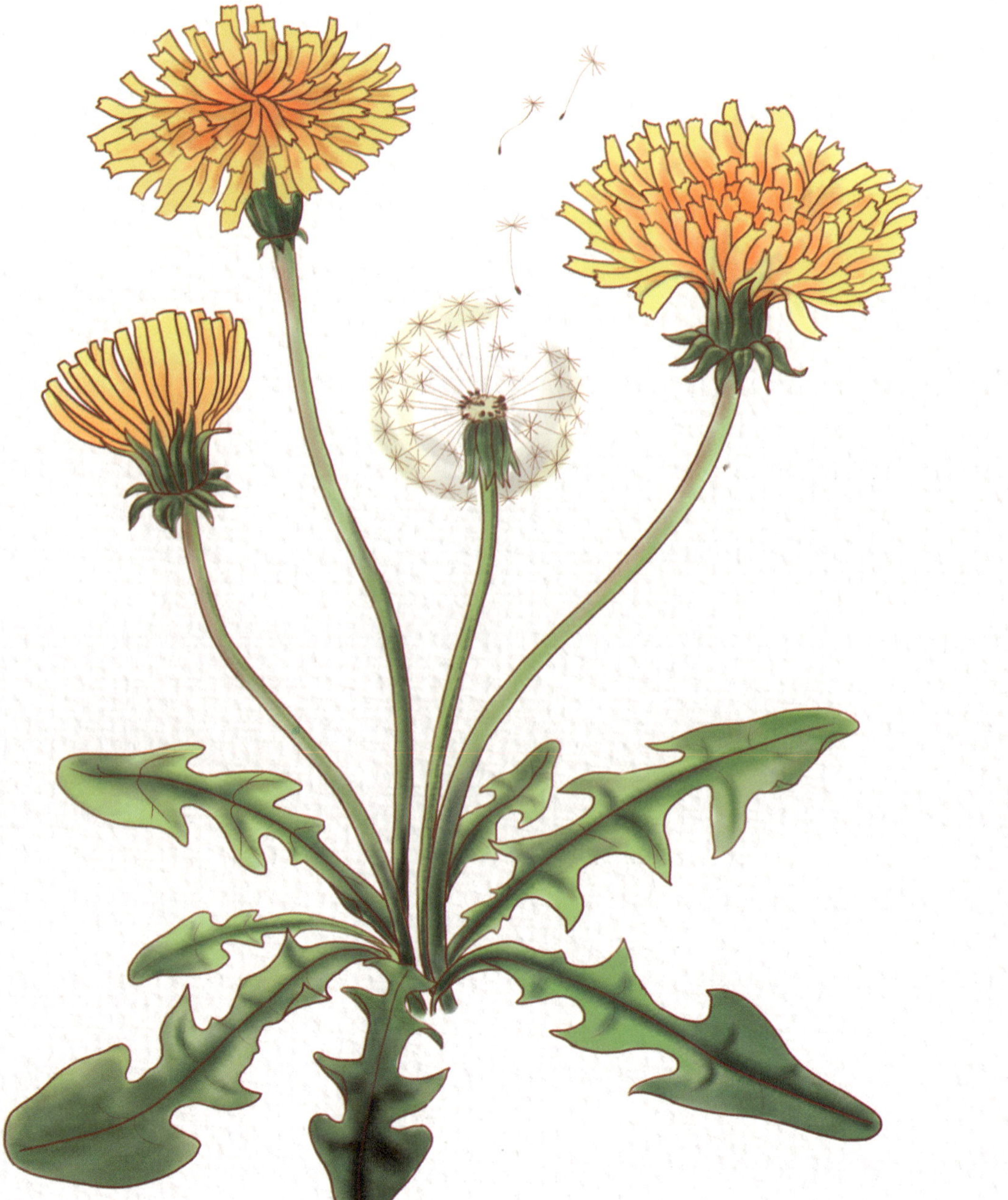

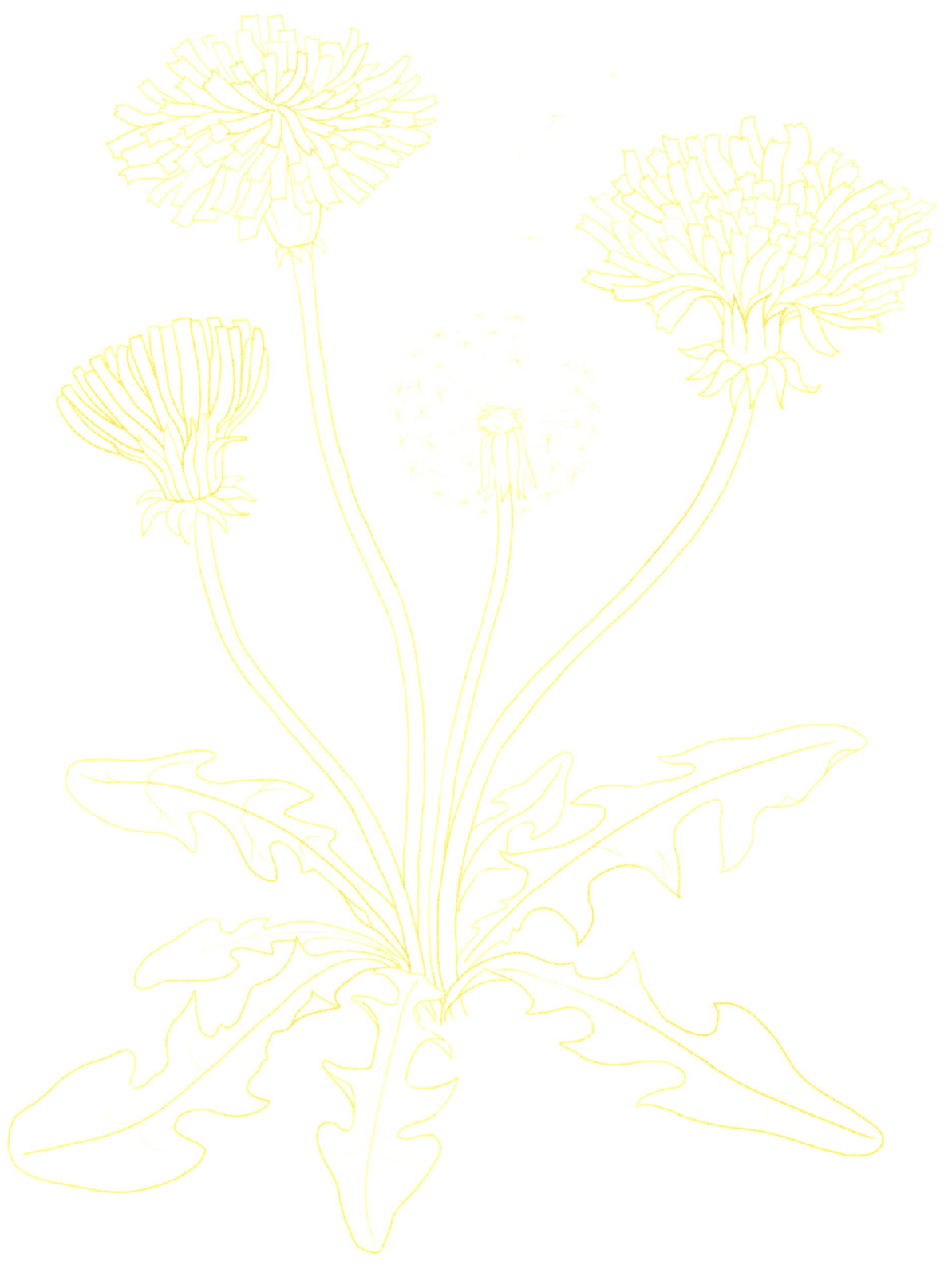

윤곽 그리기

점선을 따라 그리며 꽃의 테두리를 완성해보세요.

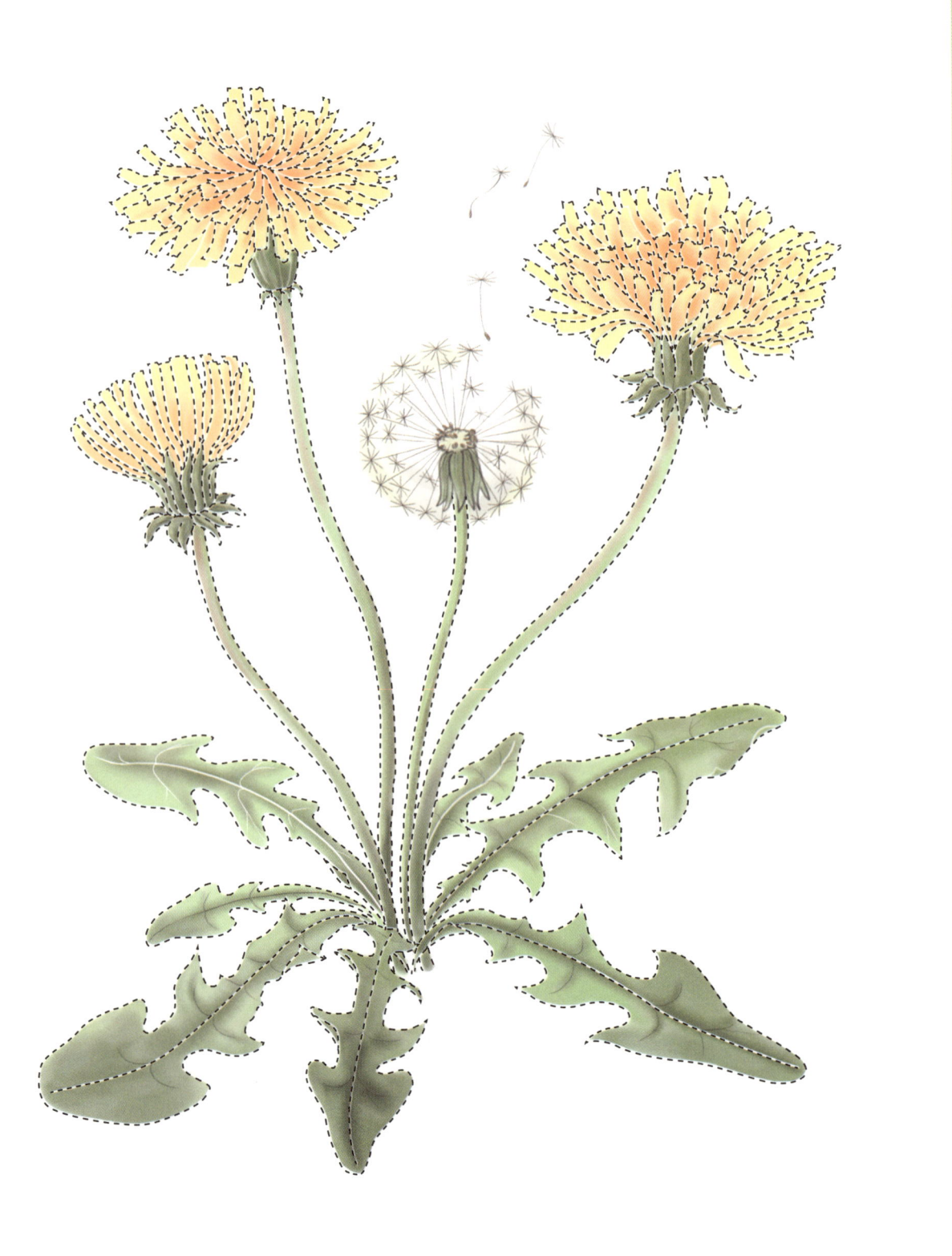

선 따라가기

선을 따라가 화병에 꽃을 꽂아주세요.

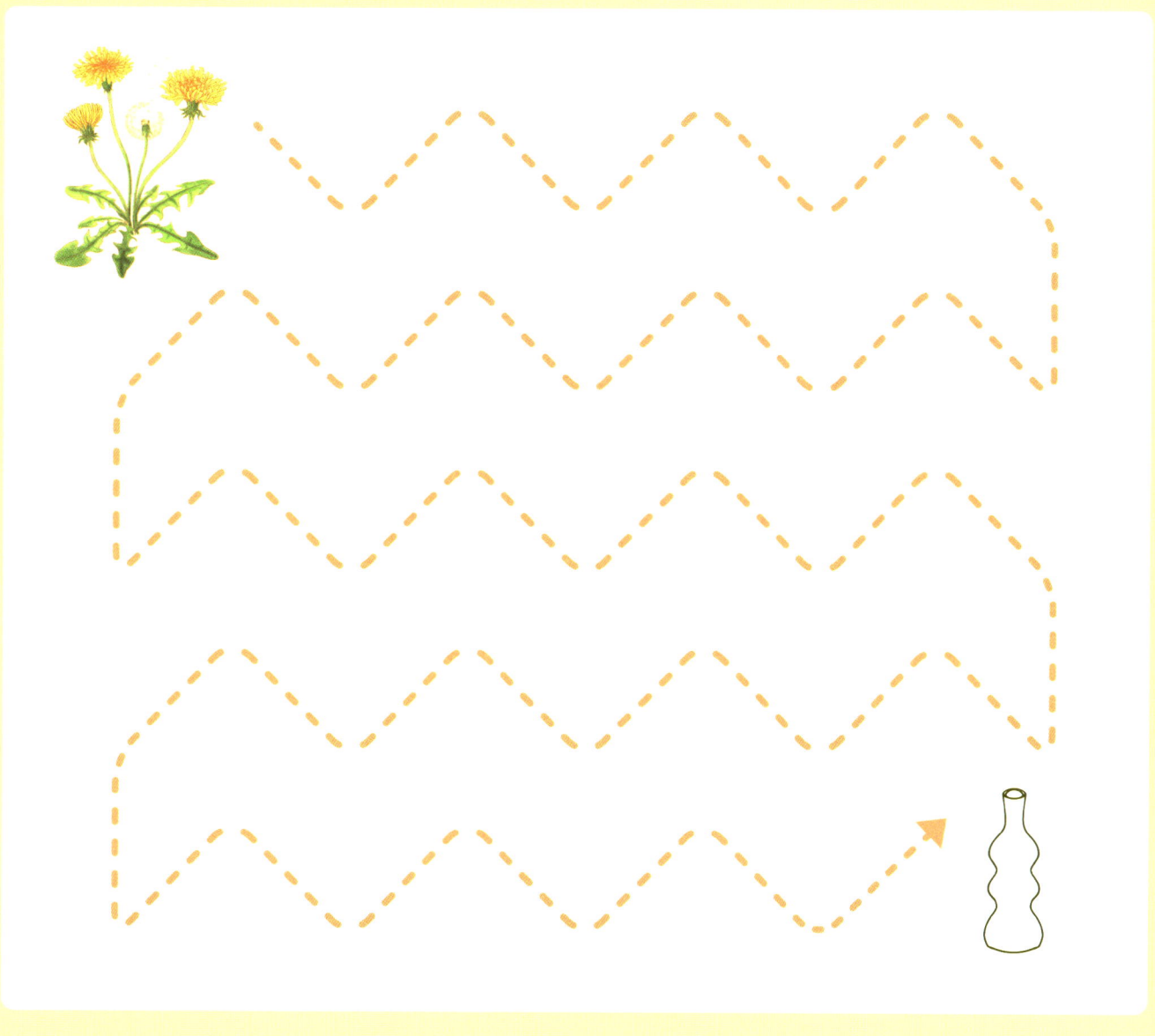

민들레를 그리며 떠오른 생각을 적어보세요.

연꽃

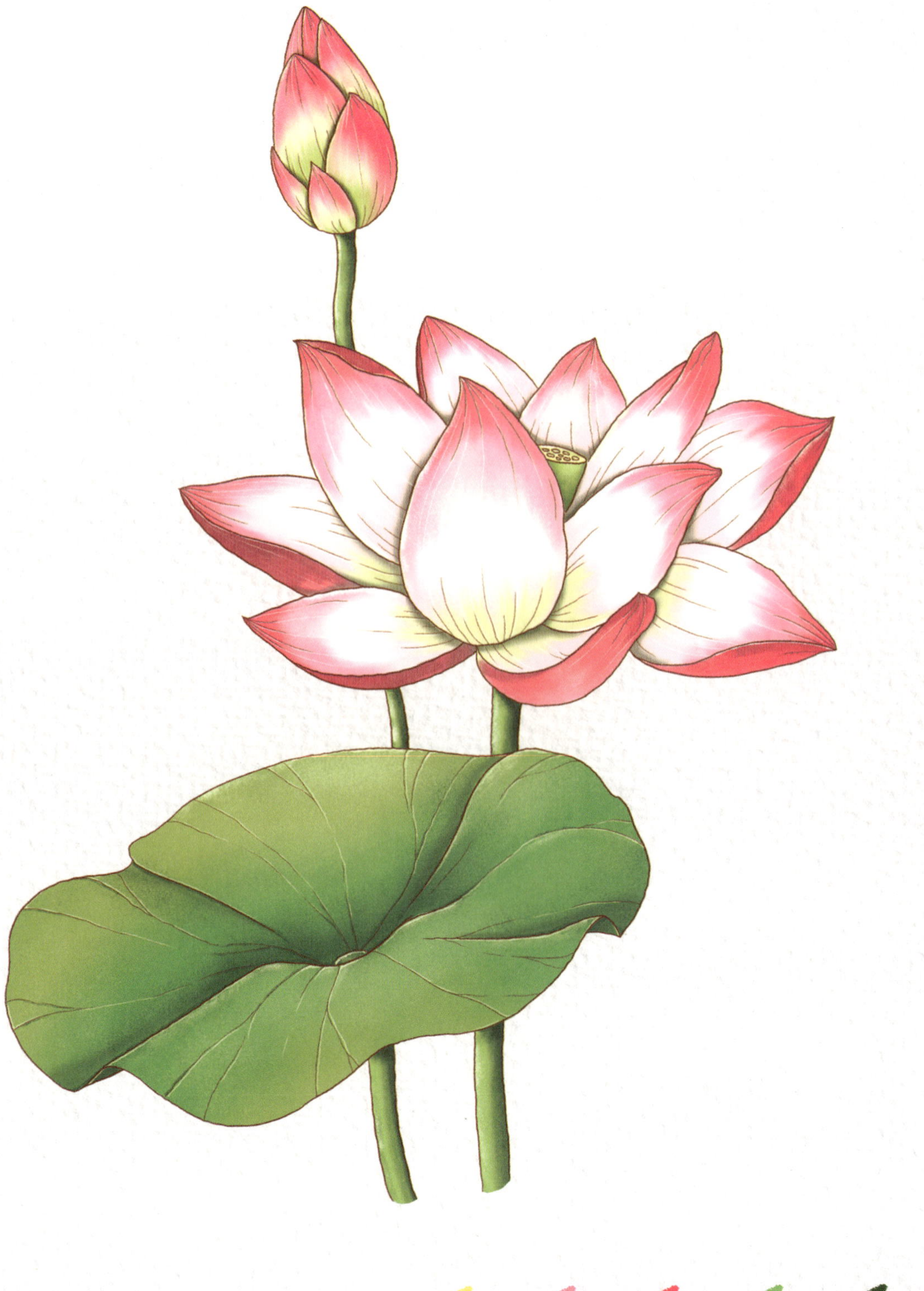

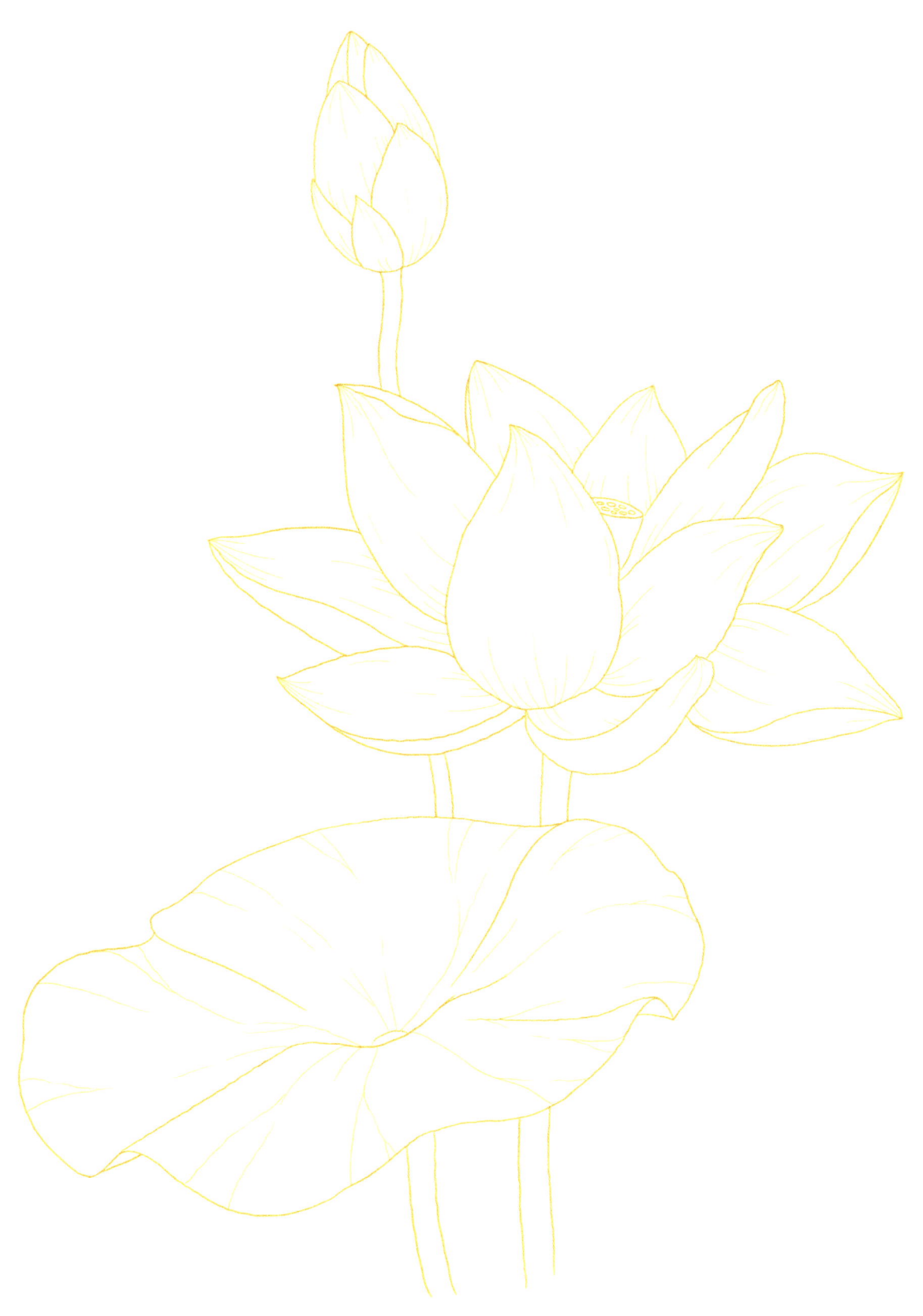

윤곽 그리기 점선을 따라 그리며 꽃의 테두리를 완성해보세요.

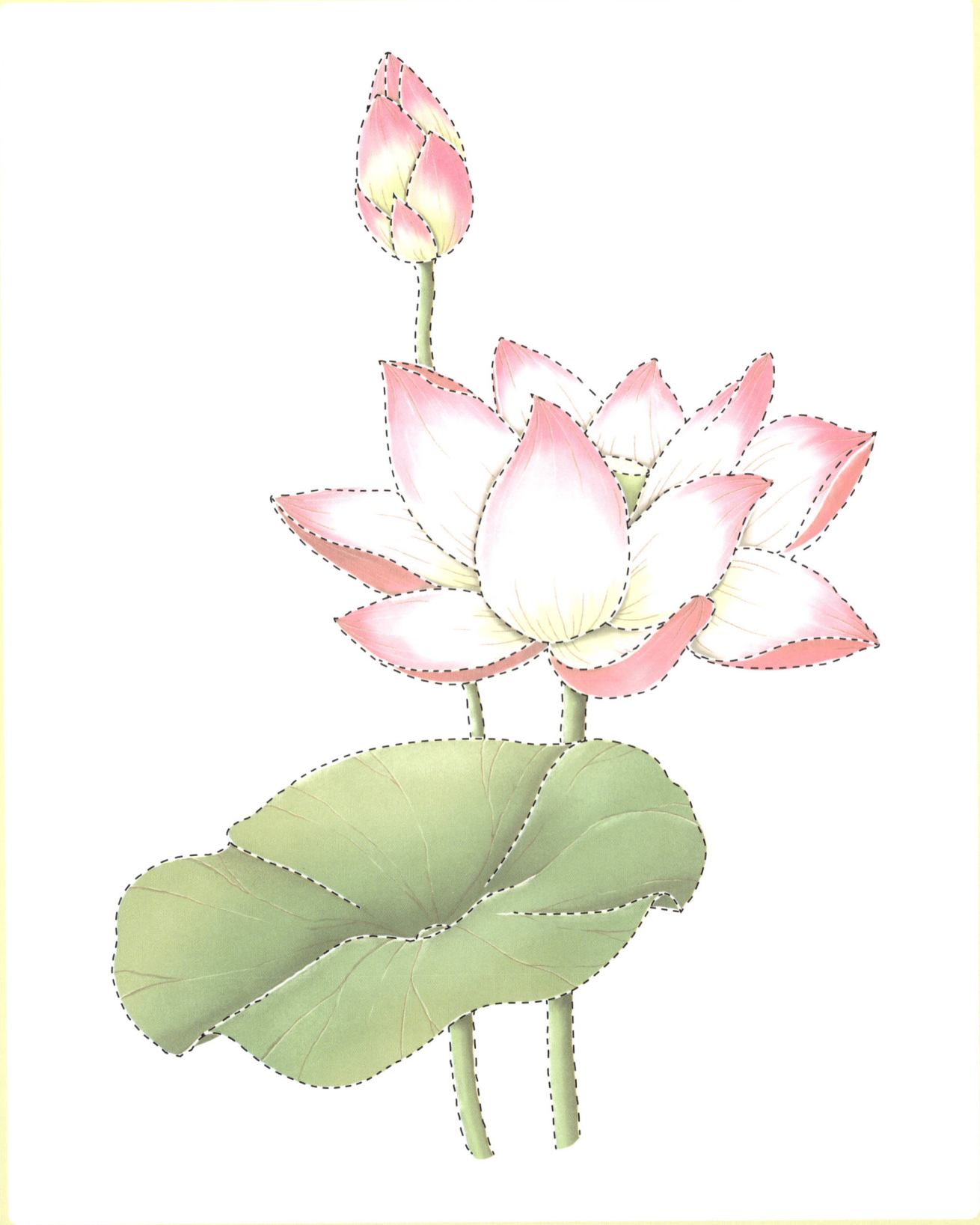

미로 찾기

미로를 통과해 화병에 꽃을 꽂아주세요.

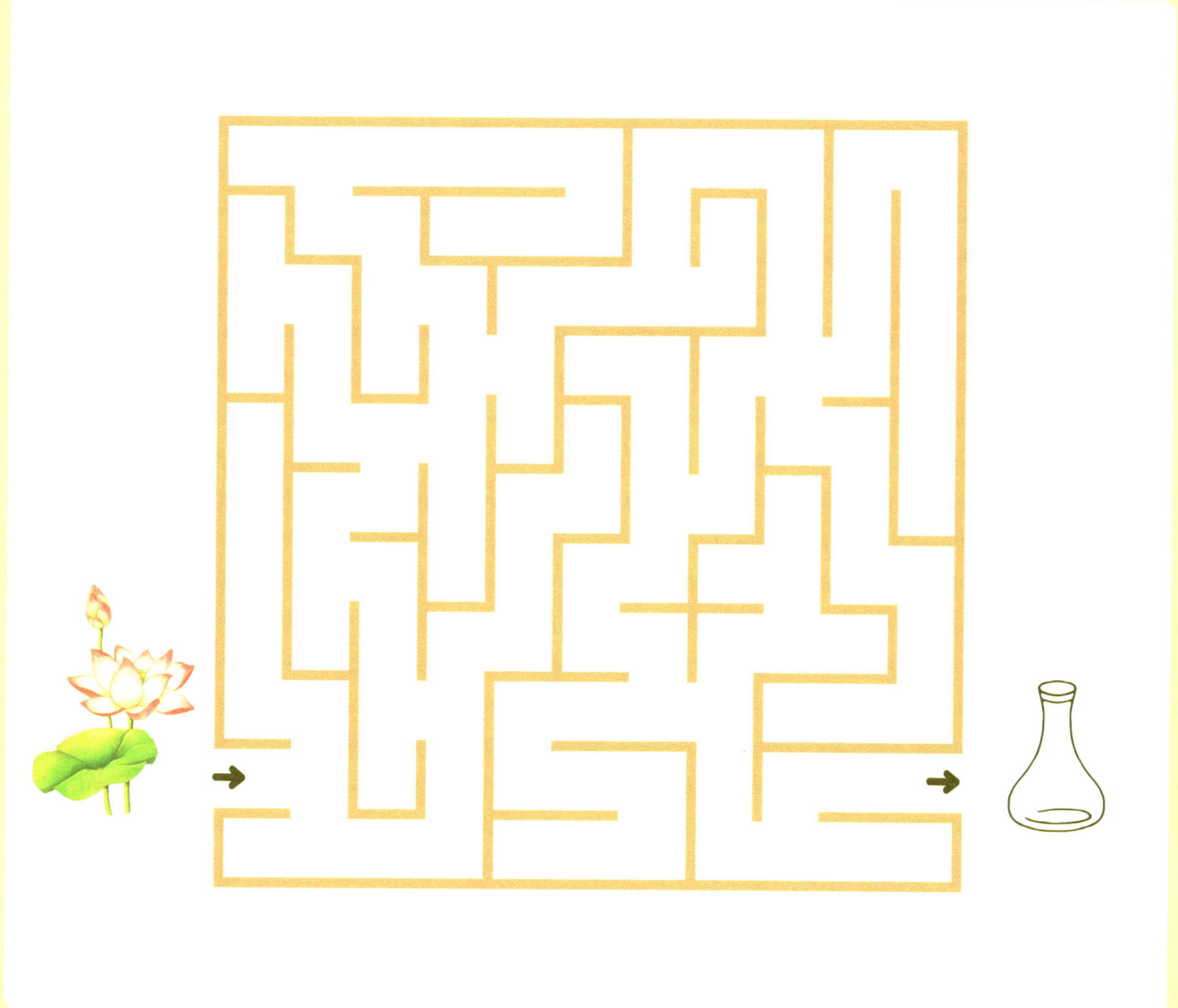

연꽃을 그리며 떠오른 생각을 적어보세요.

은방울꽃

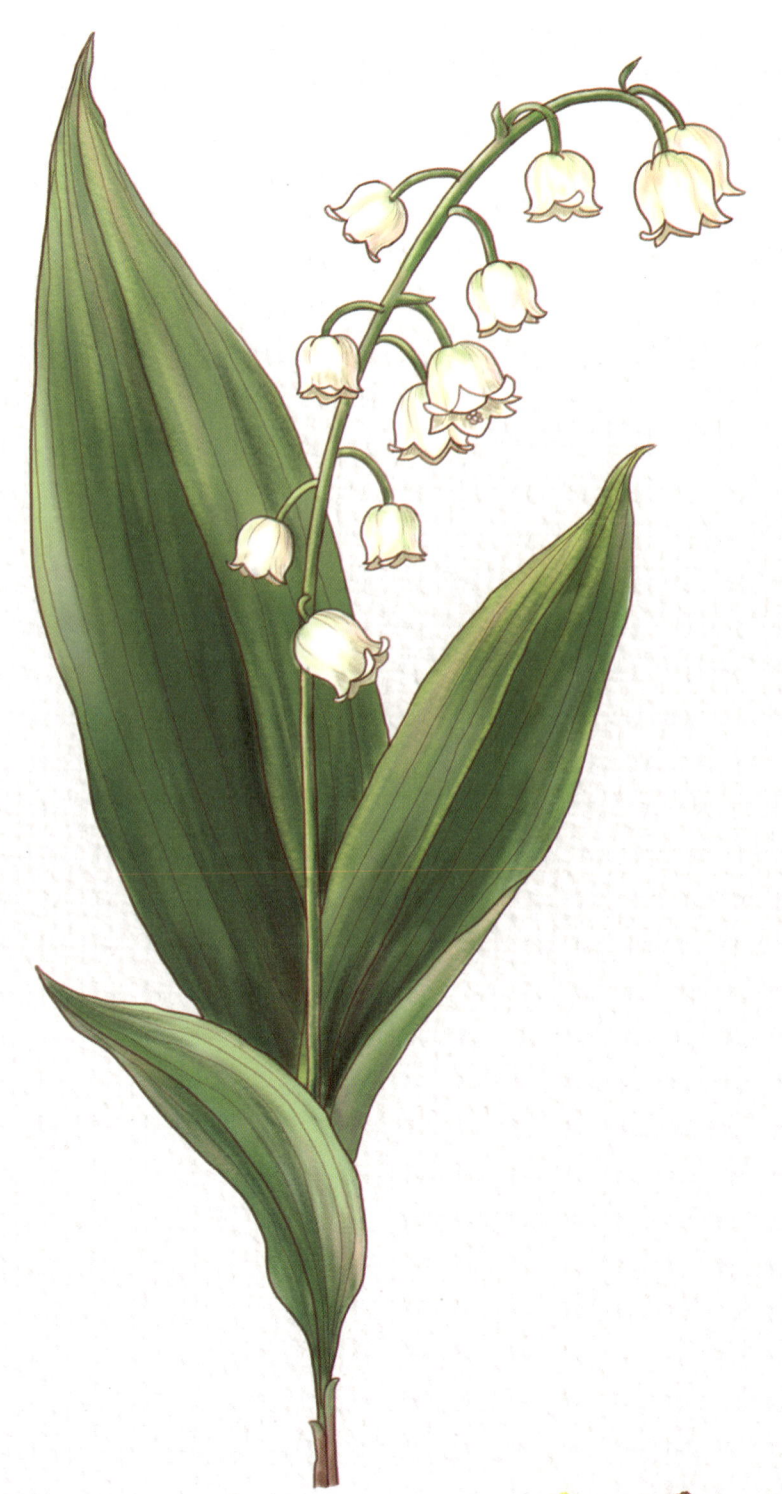

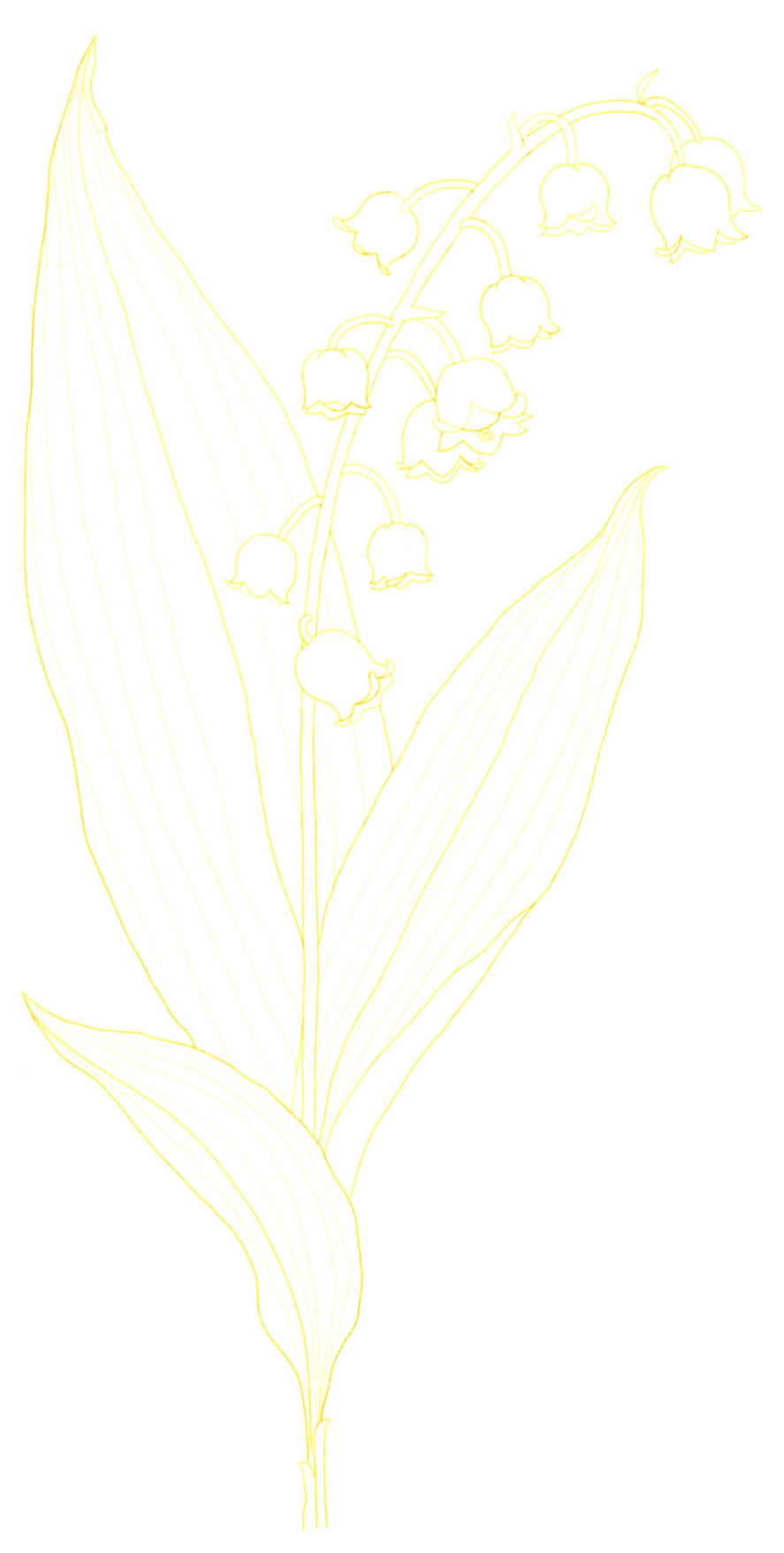

윤곽 그리기 점선을 따라 그리며 꽃의 테두리를 완성해보세요.

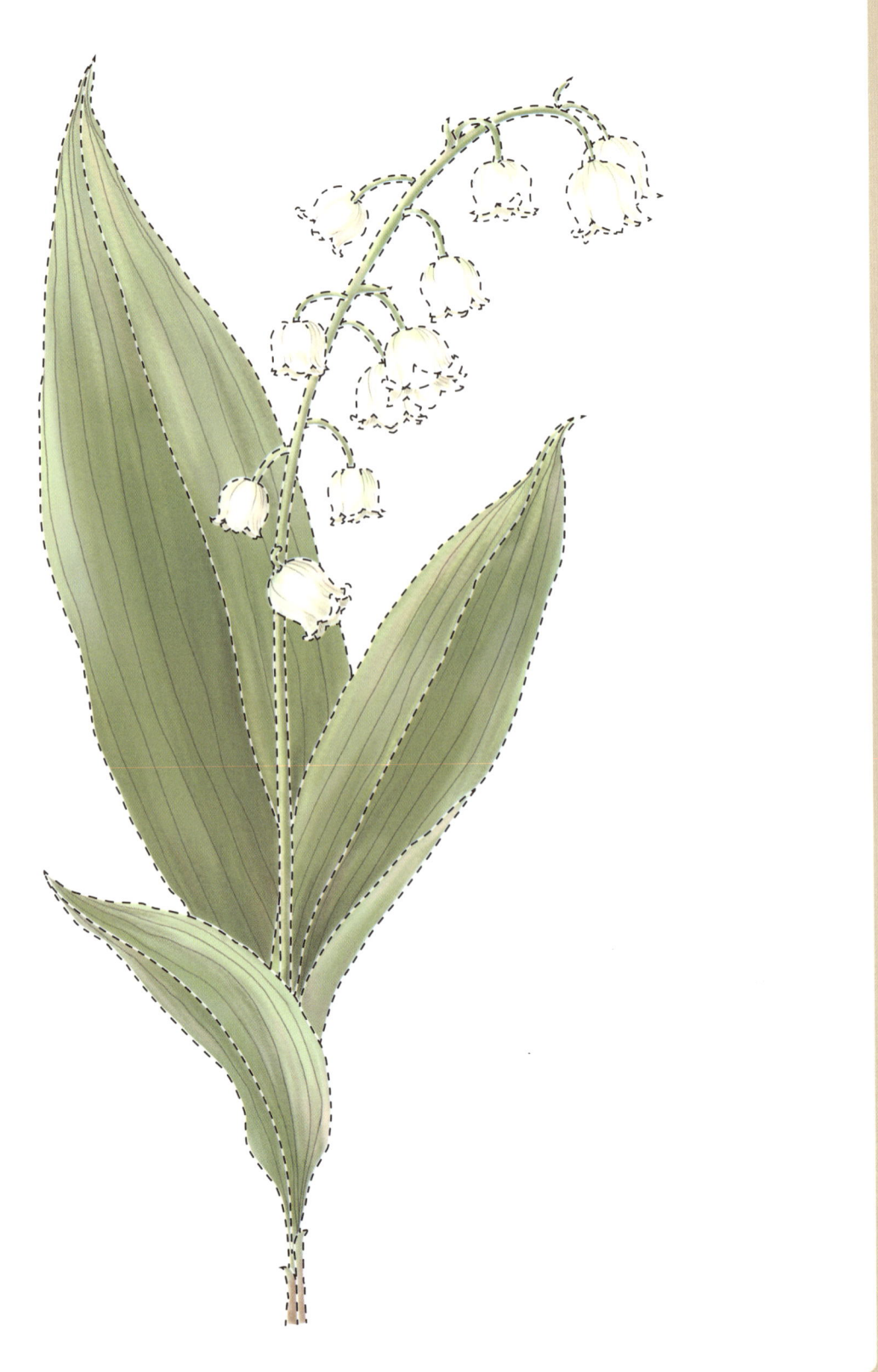

선 따라가기

선을 따라가 화병에 꽃을 꽂아주세요.

은방울꽃을 그리며 떠오른 생각을 적어보세요.

나팔꽃

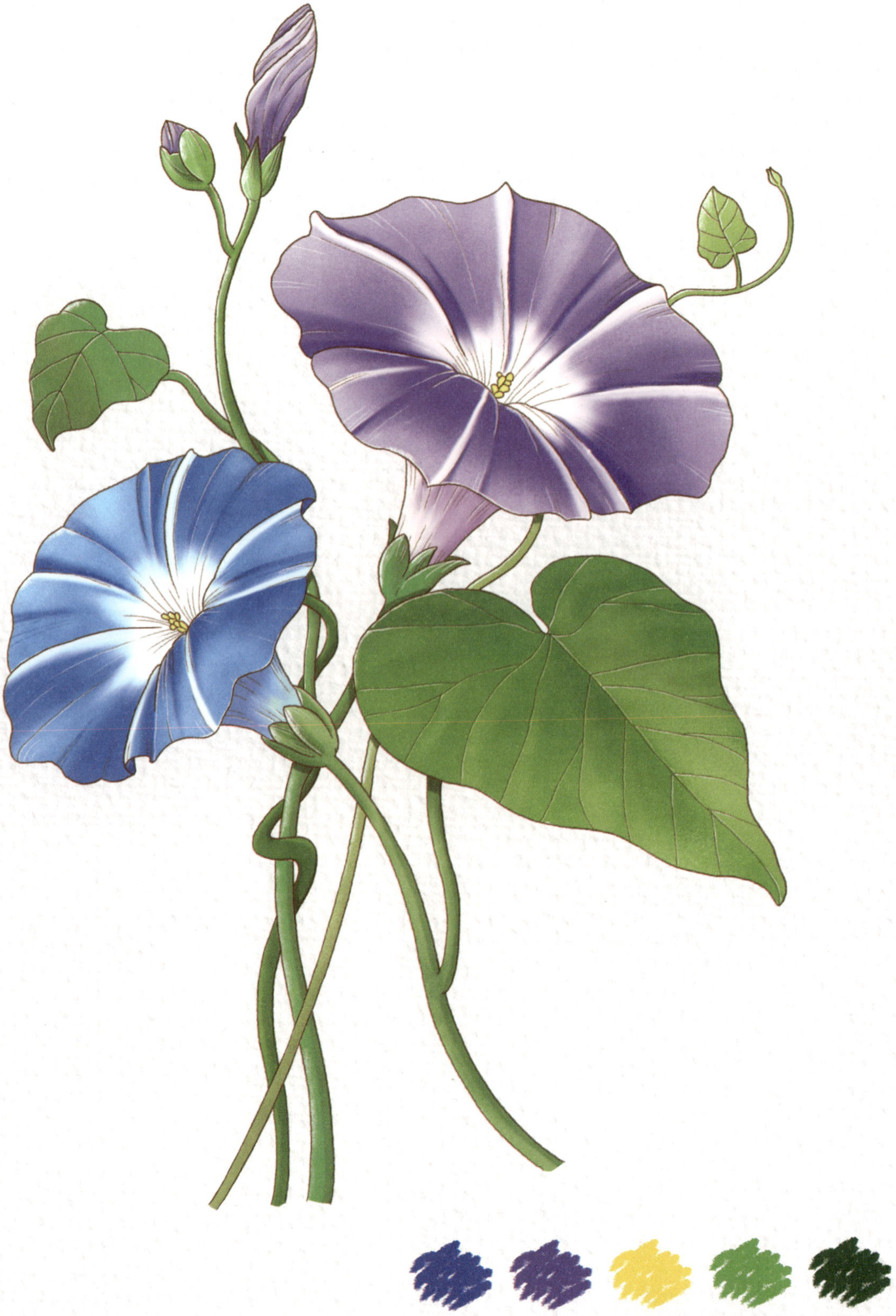

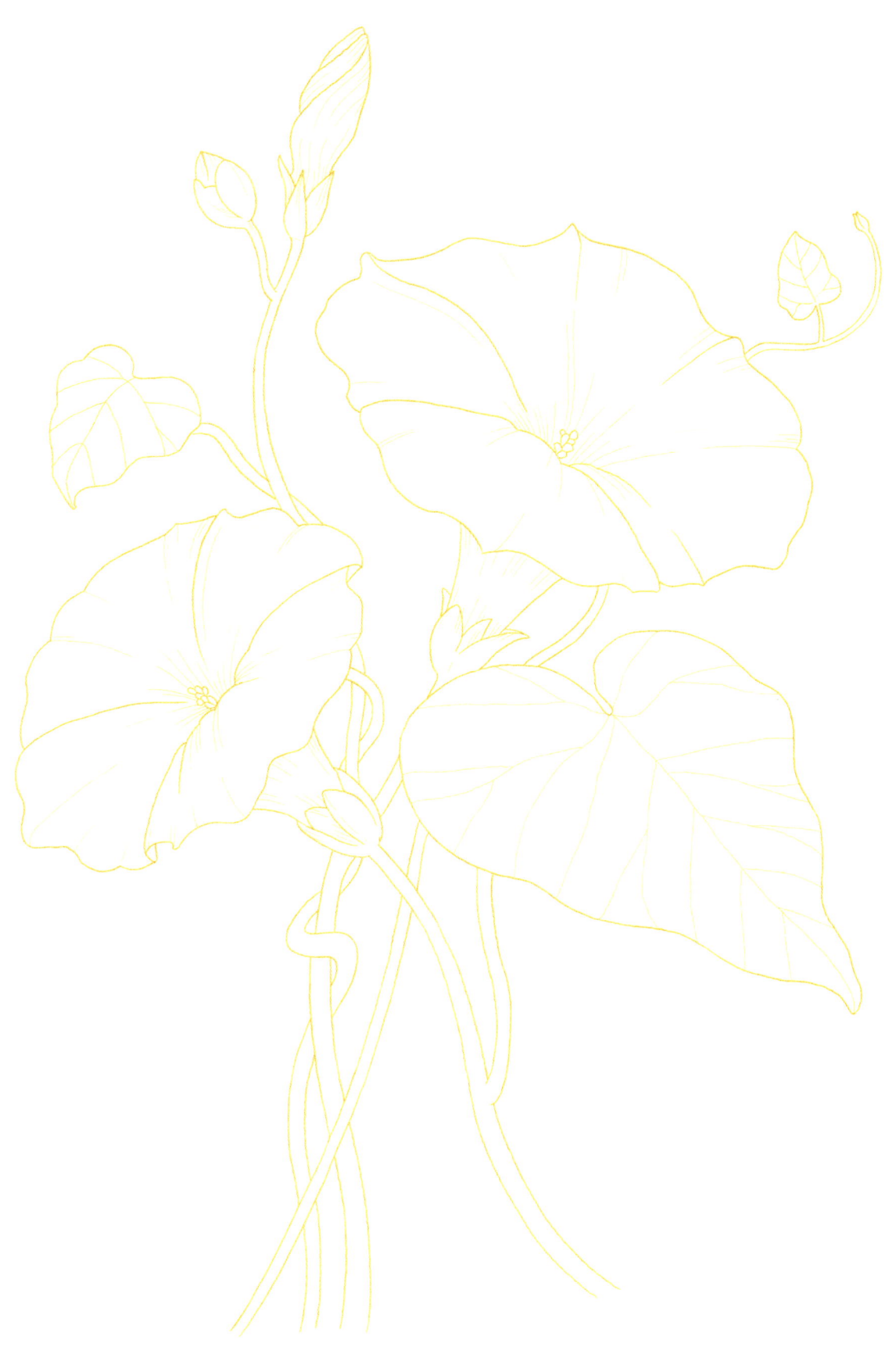

윤곽 그리기
점선을 따라 그리며 꽃의 테두리를 완성해보세요.

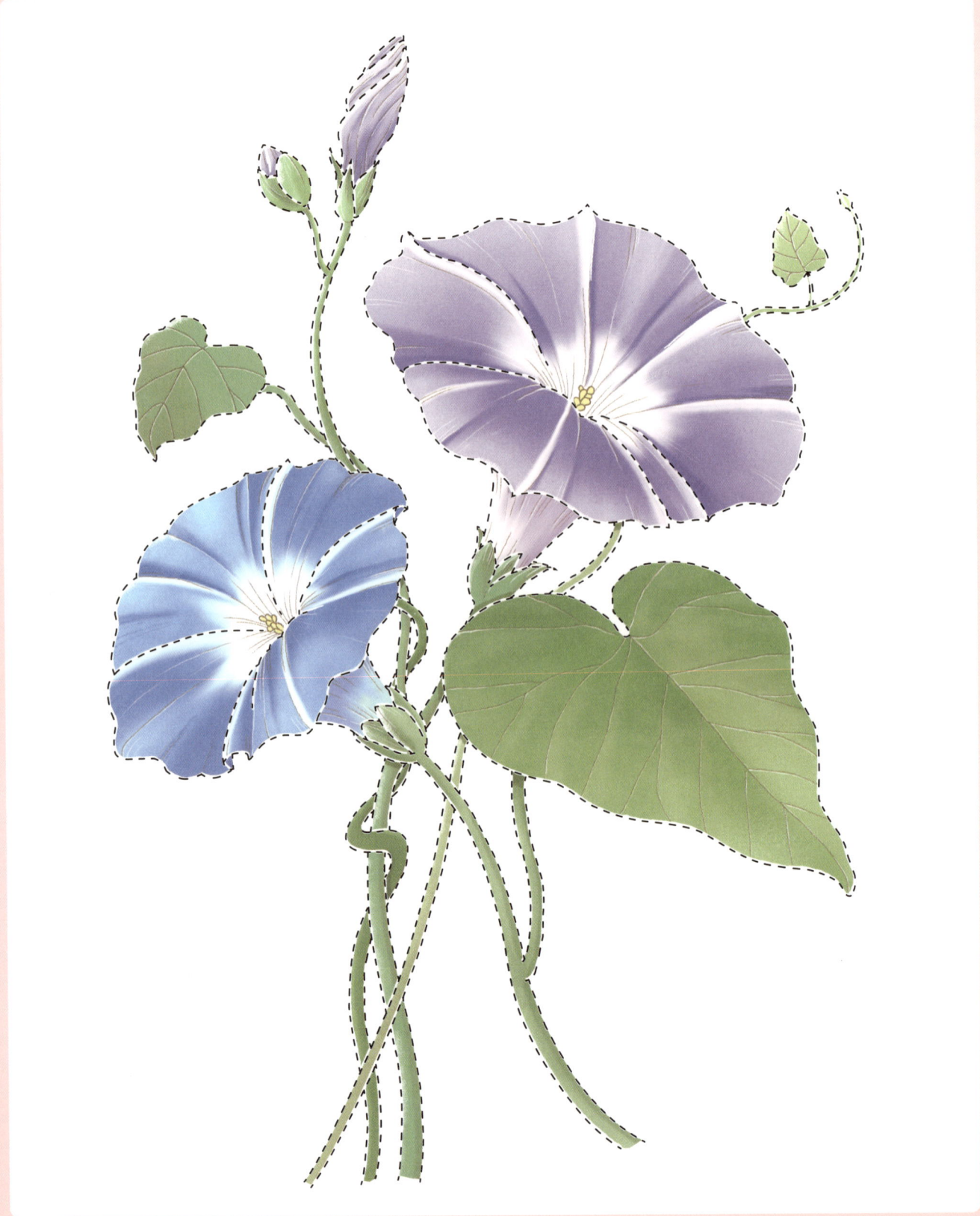

선 따라가기

선을 따라가 화병에 꽃을 꽂아주세요.

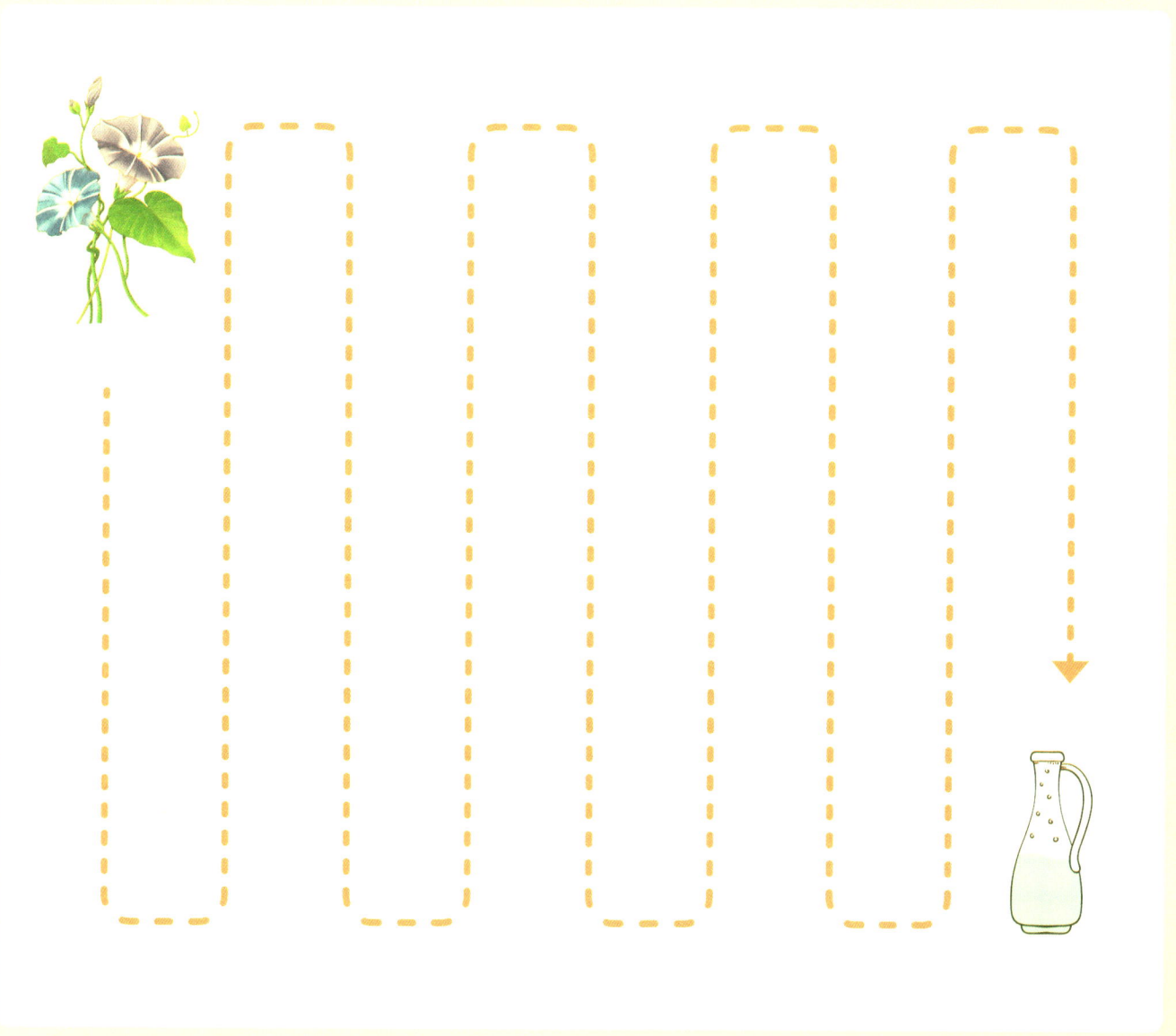

🖍 **나팔꽃**을 그리며 떠오른 생각을 적어보세요.

_____
_____
_____
_____

～ 카네이션 ～

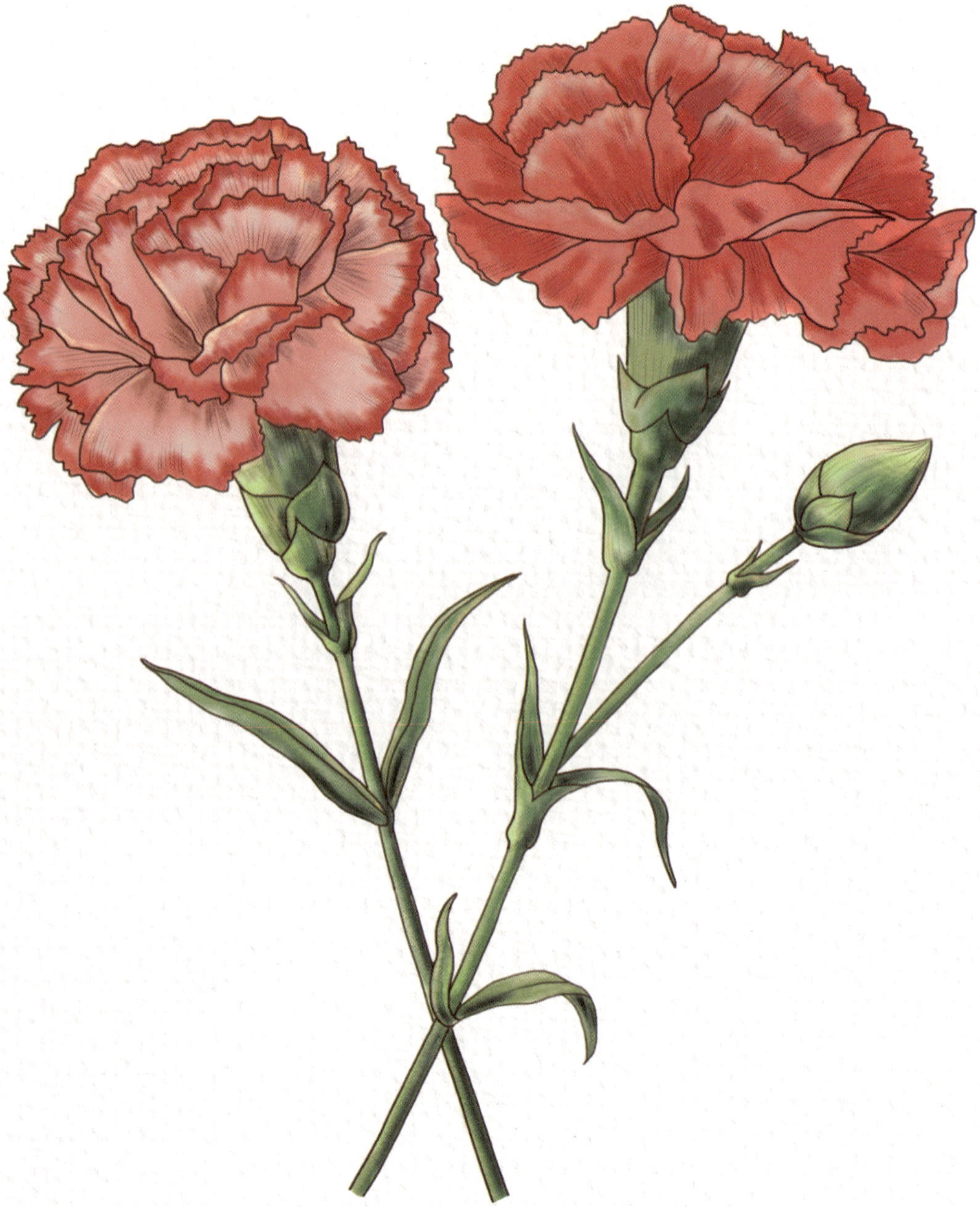

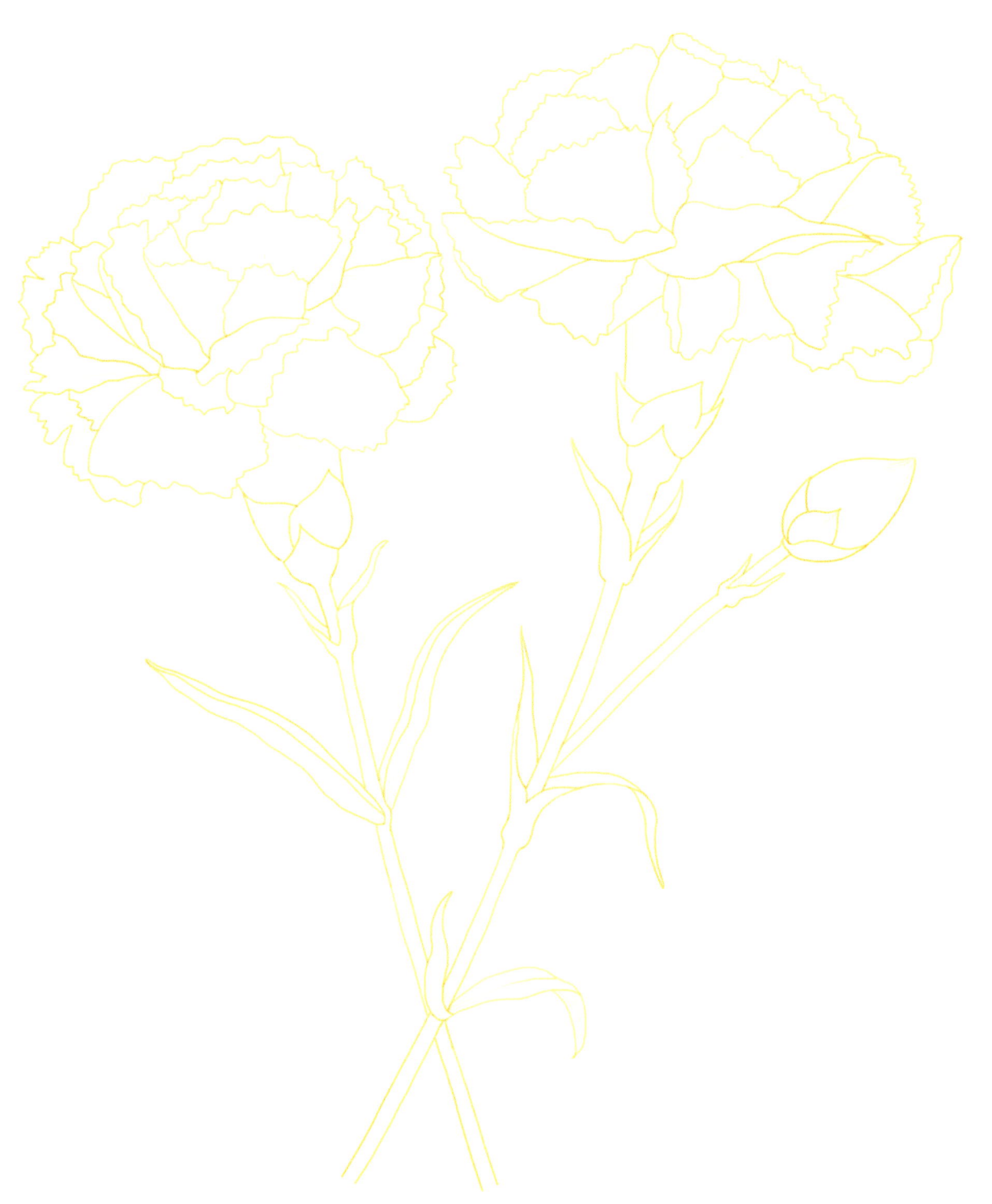

윤곽 그리기
점선을 따라 그리며 꽃의 테두리를 완성해보세요.

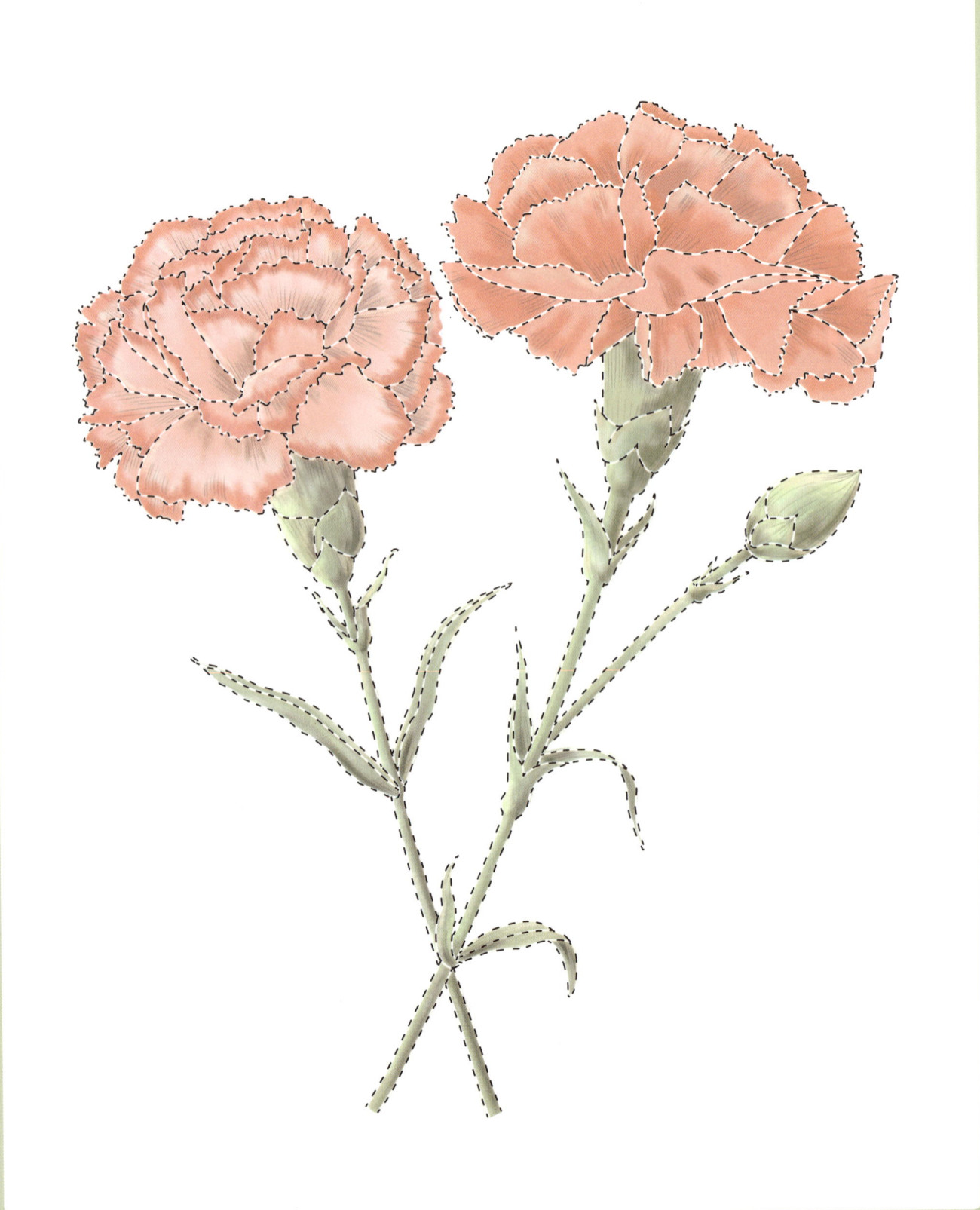

선 따라가기

선을 따라가 화병에 꽃을 꽂아주세요.

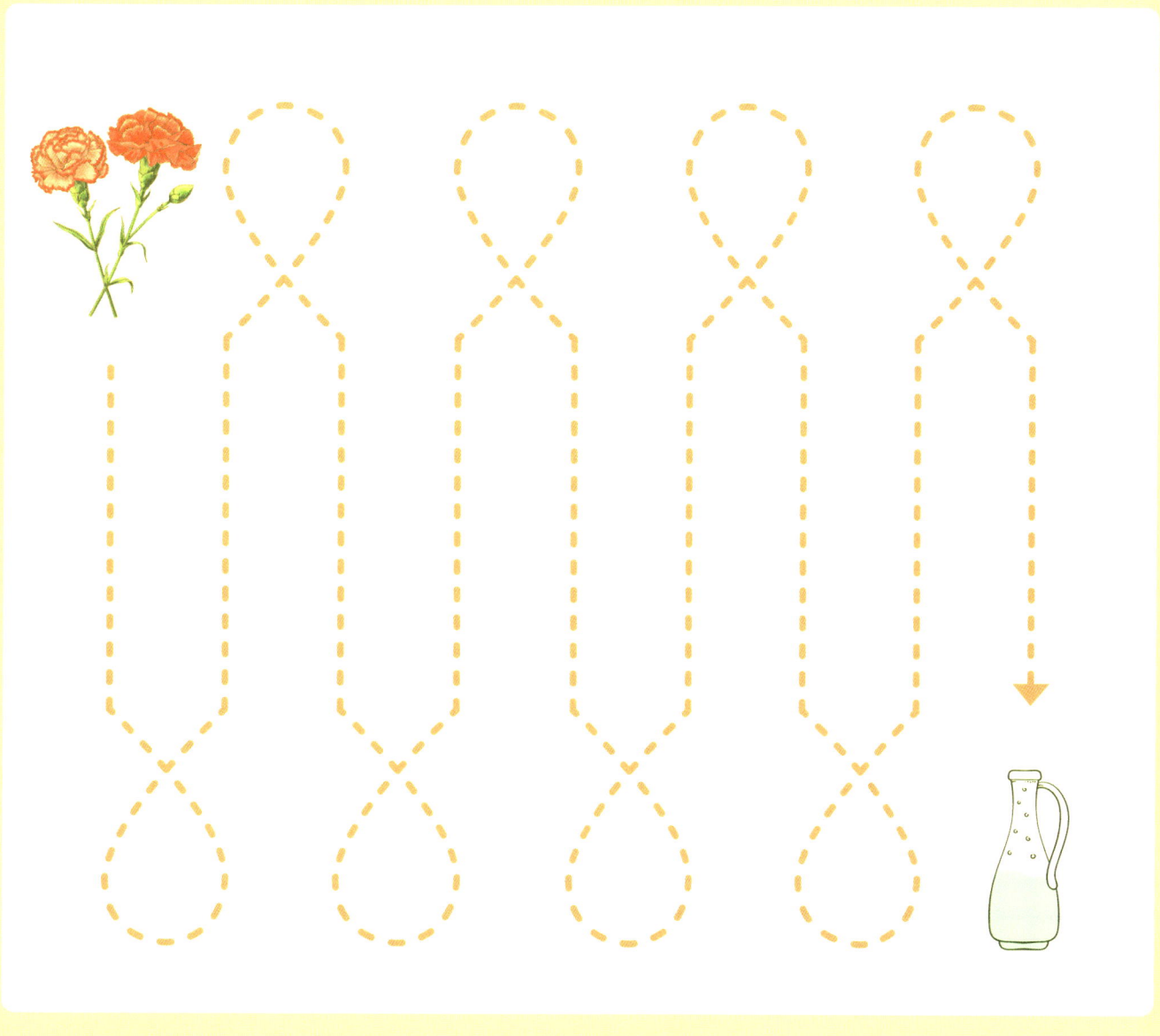

카네이션을 그리며 떠오른 생각을 적어보세요.

~ 수선화 ~

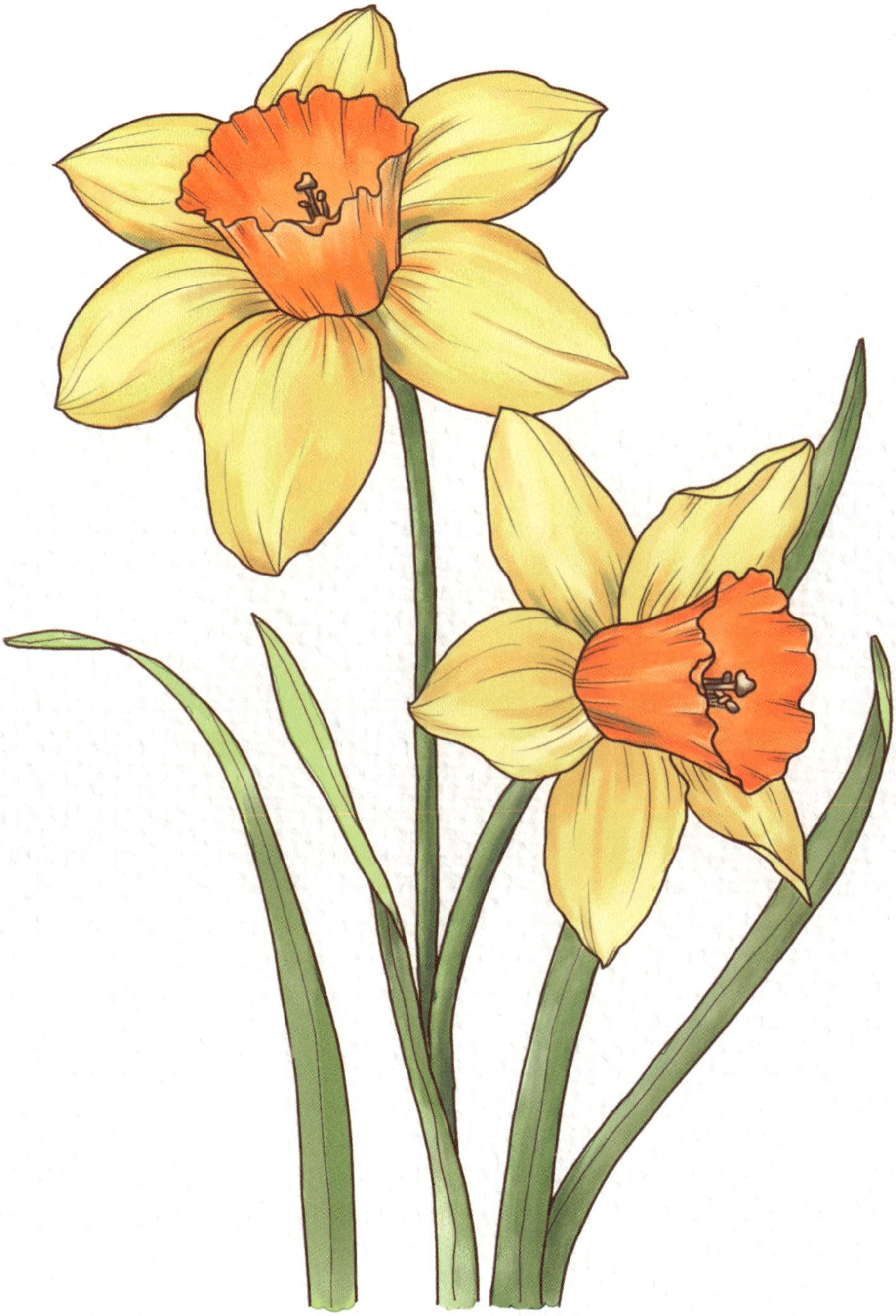

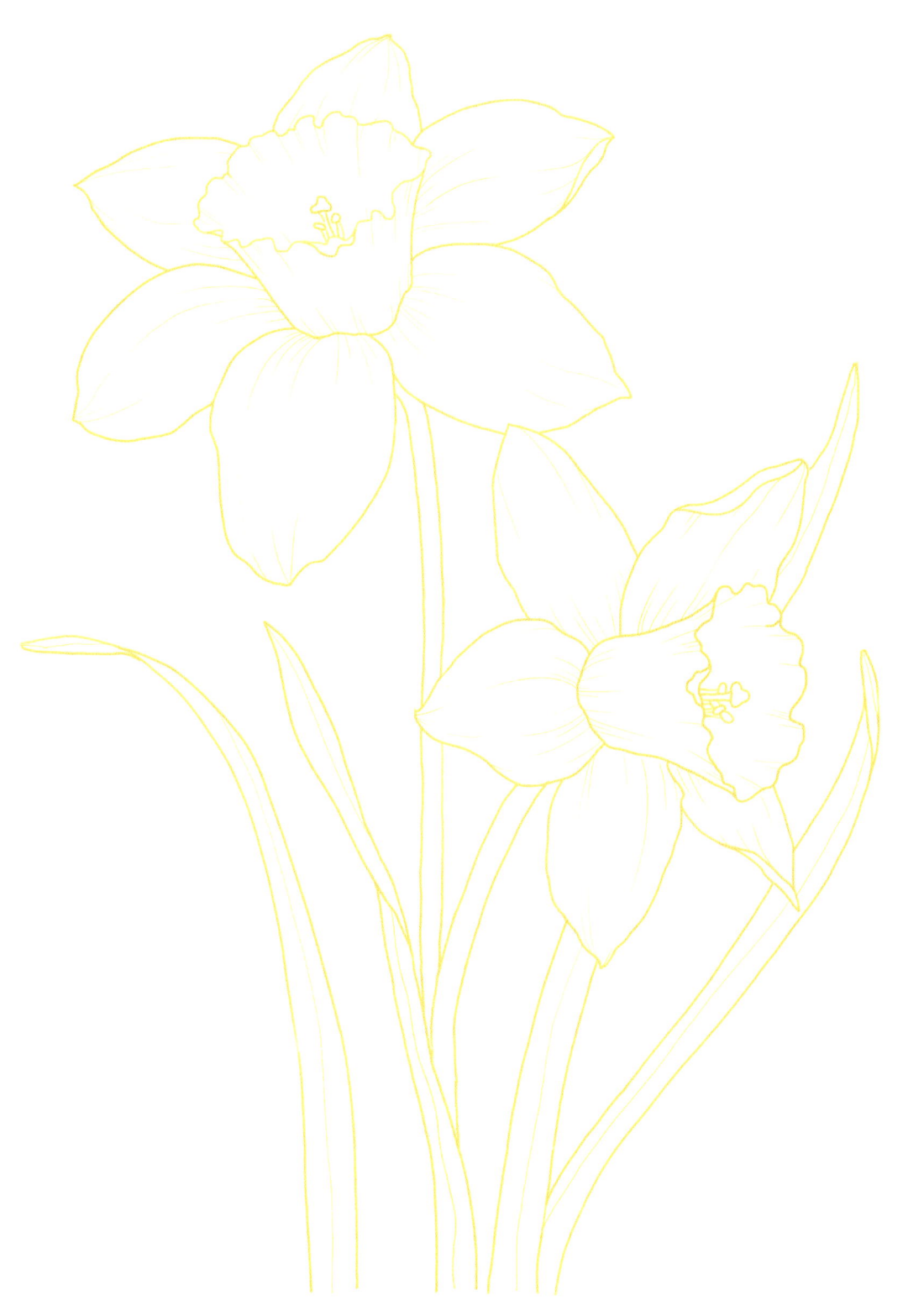

윤곽 그리기

점선을 따라 그리며 꽃의 테두리를 완성해보세요.

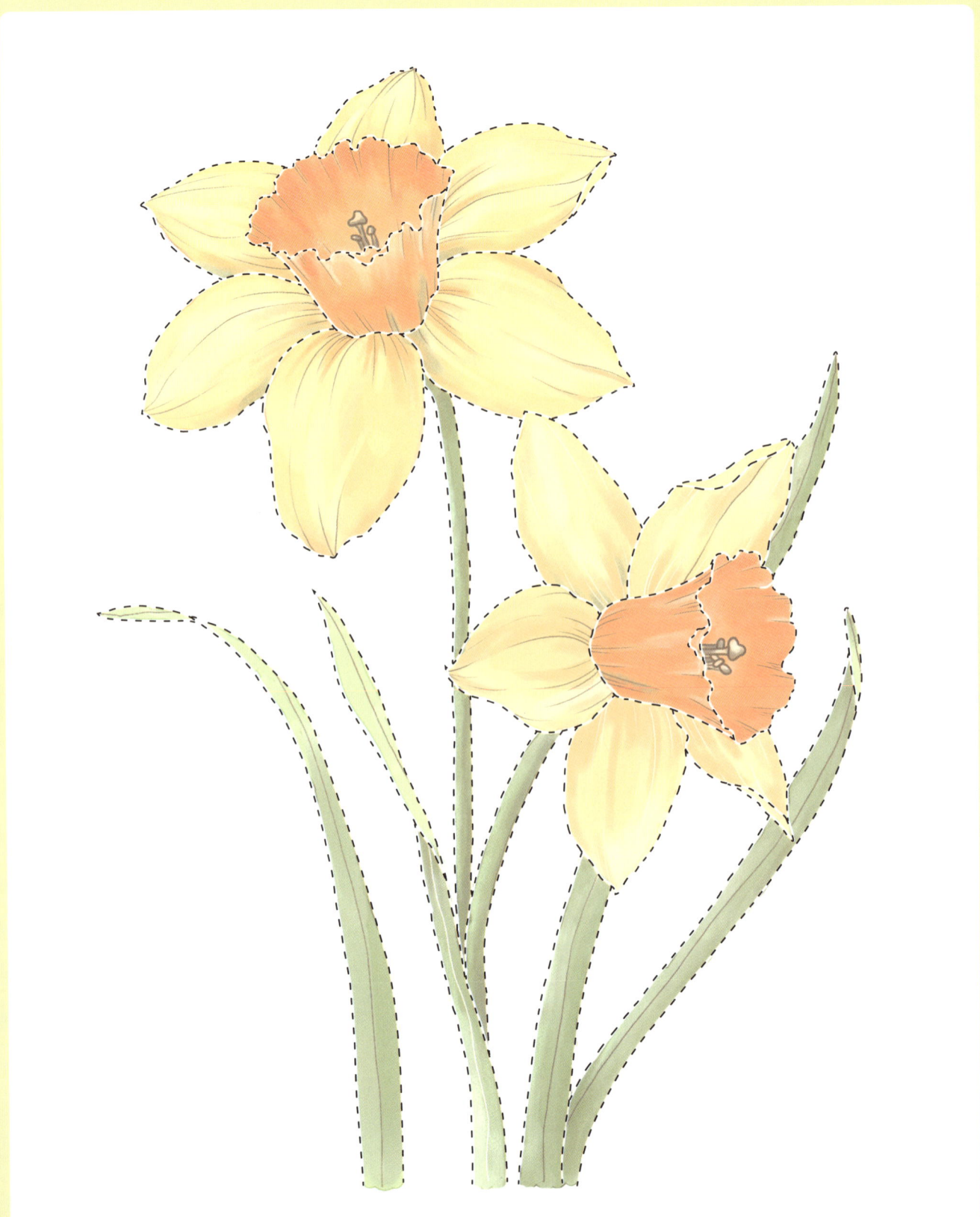

미로 찾기

미로를 통과해 화병에 꽃을 꽂아주세요.

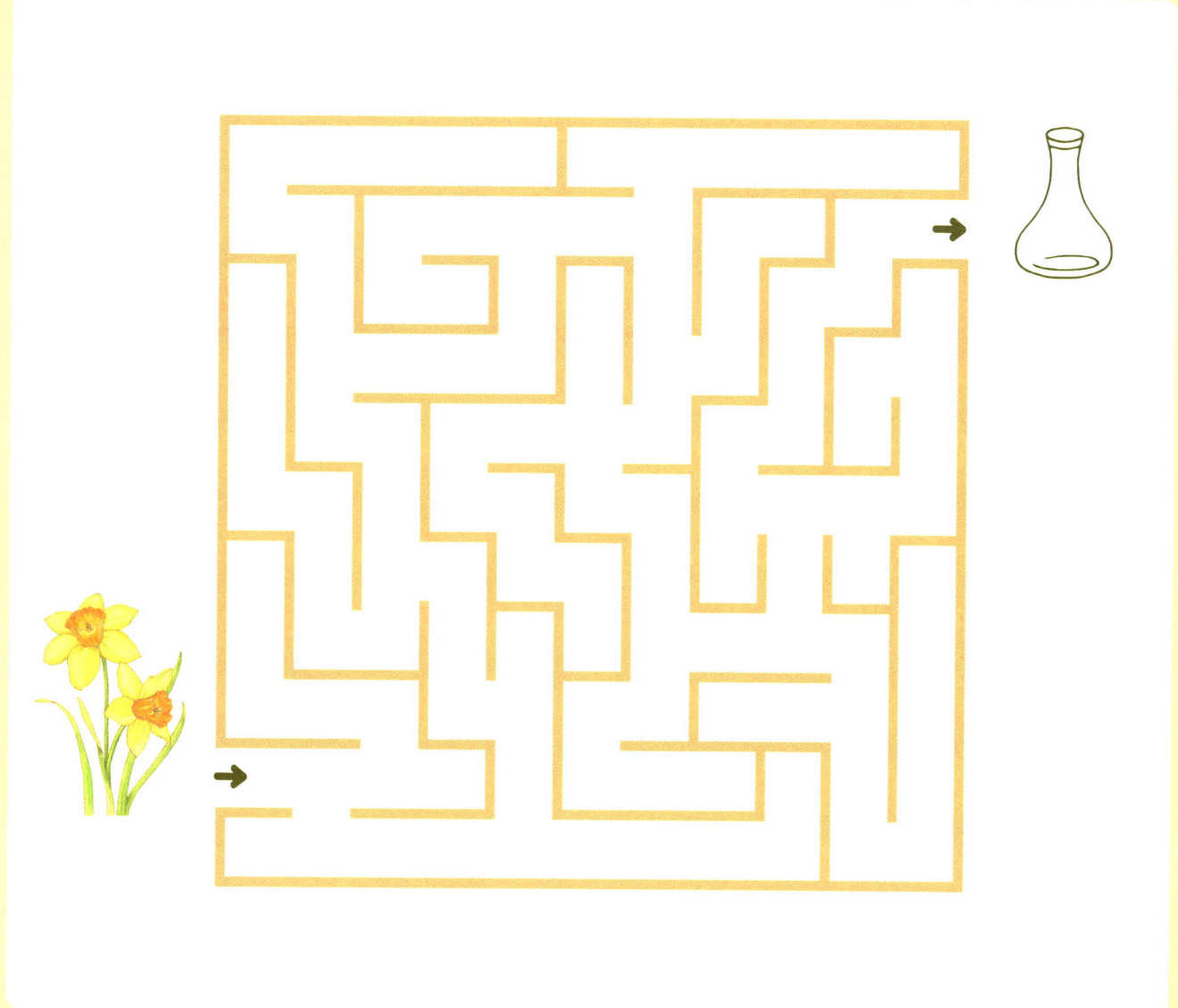

수선화를 그리며 떠오른 생각을 적어보세요.

능소화

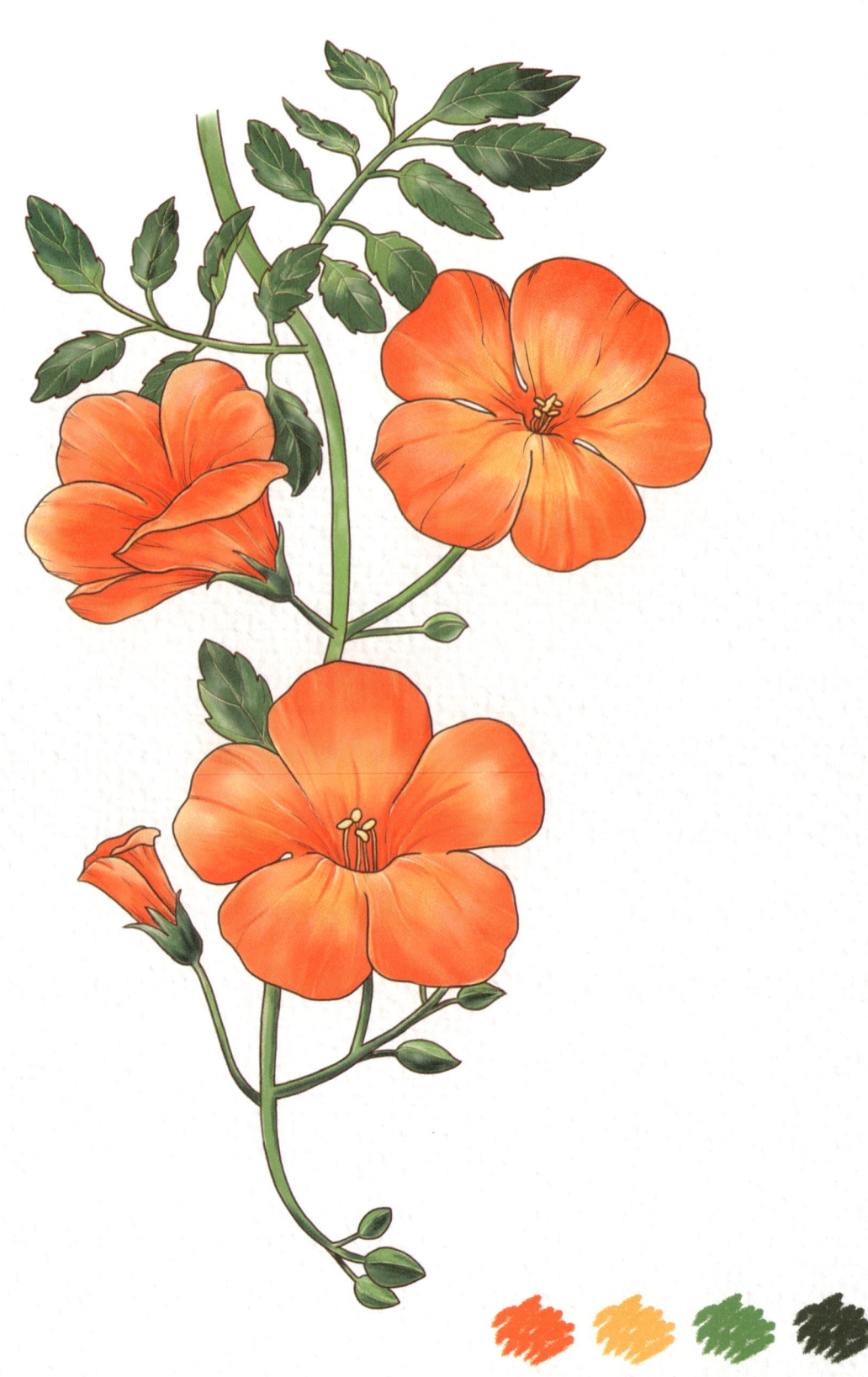

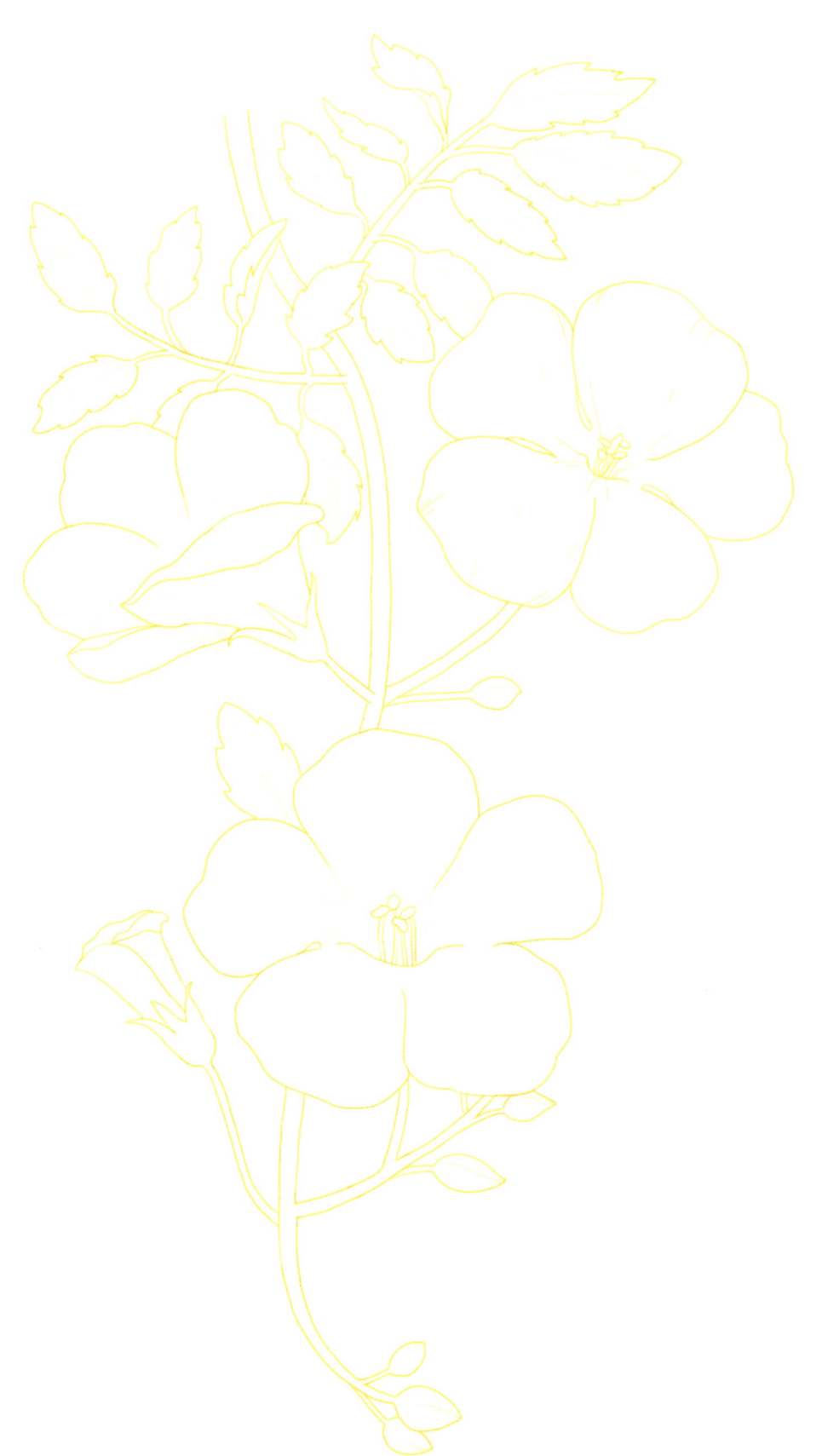

윤곽 그리기 점선을 따라 그리며 꽃의 테두리를 완성해보세요.

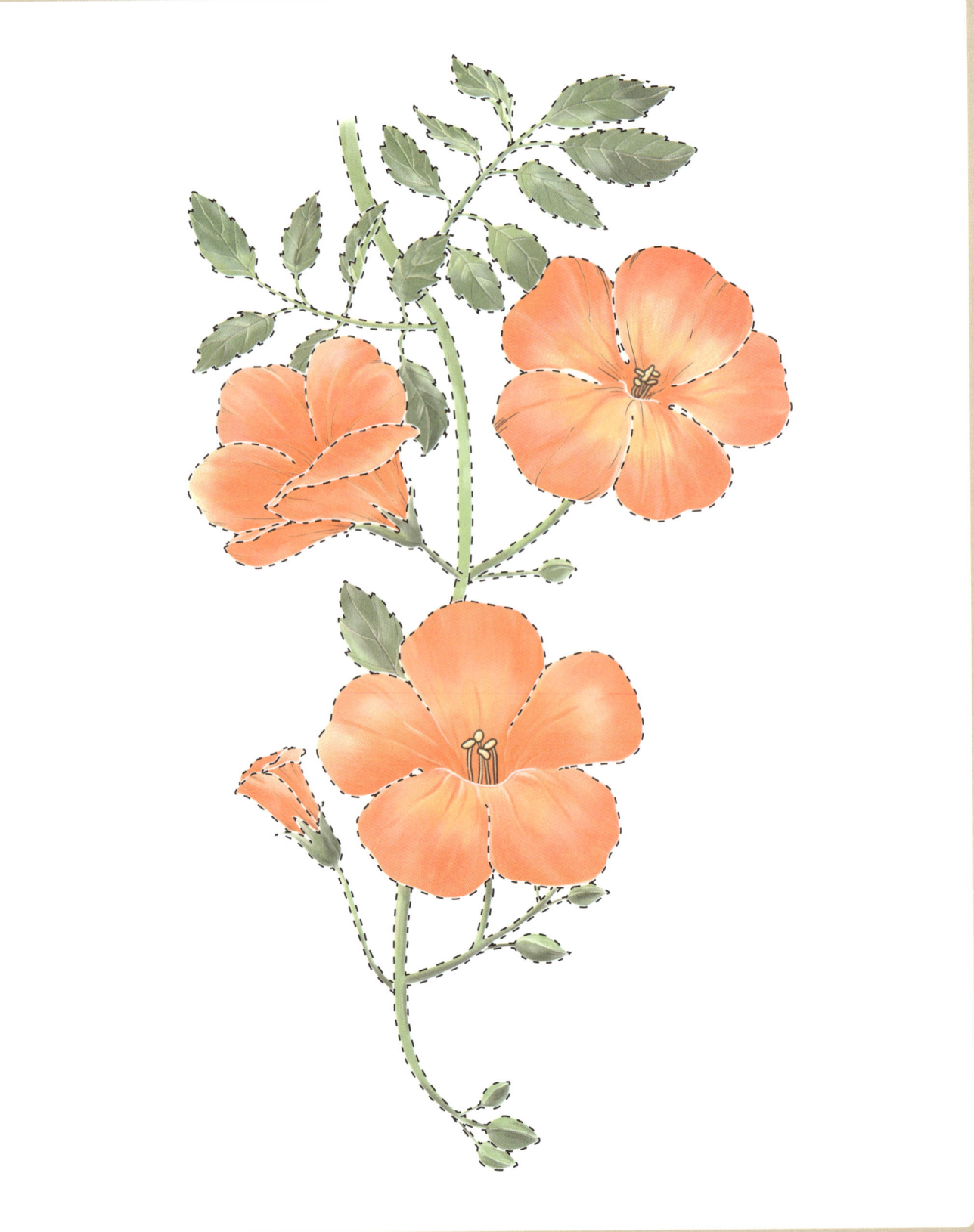

선 따라가기

선을 따라가 화병에 꽃을 꽂아주세요.

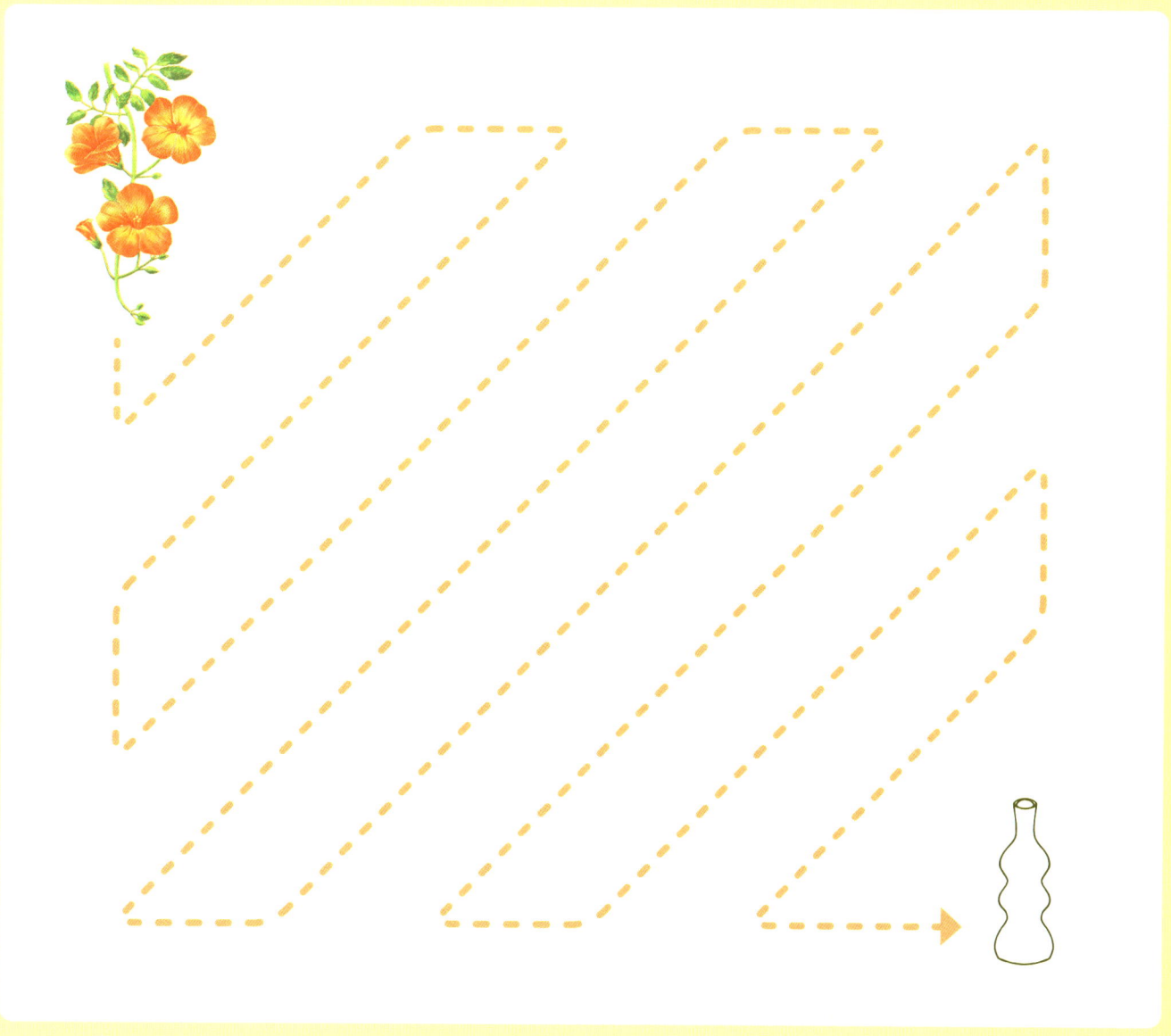

능소화를 그리며 떠오른 생각을 적어보세요.

～ 코스모스 ～

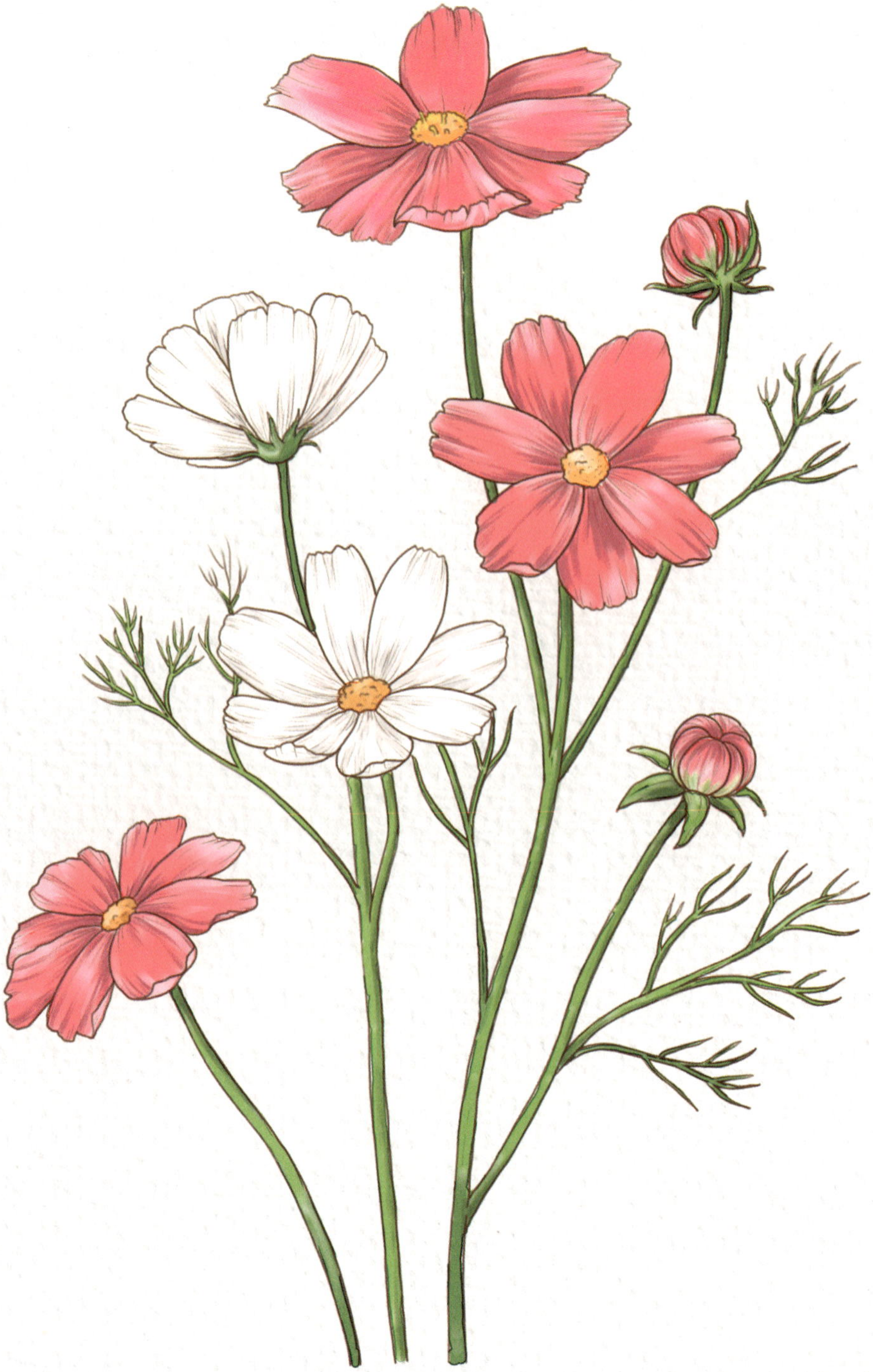

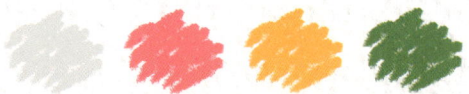

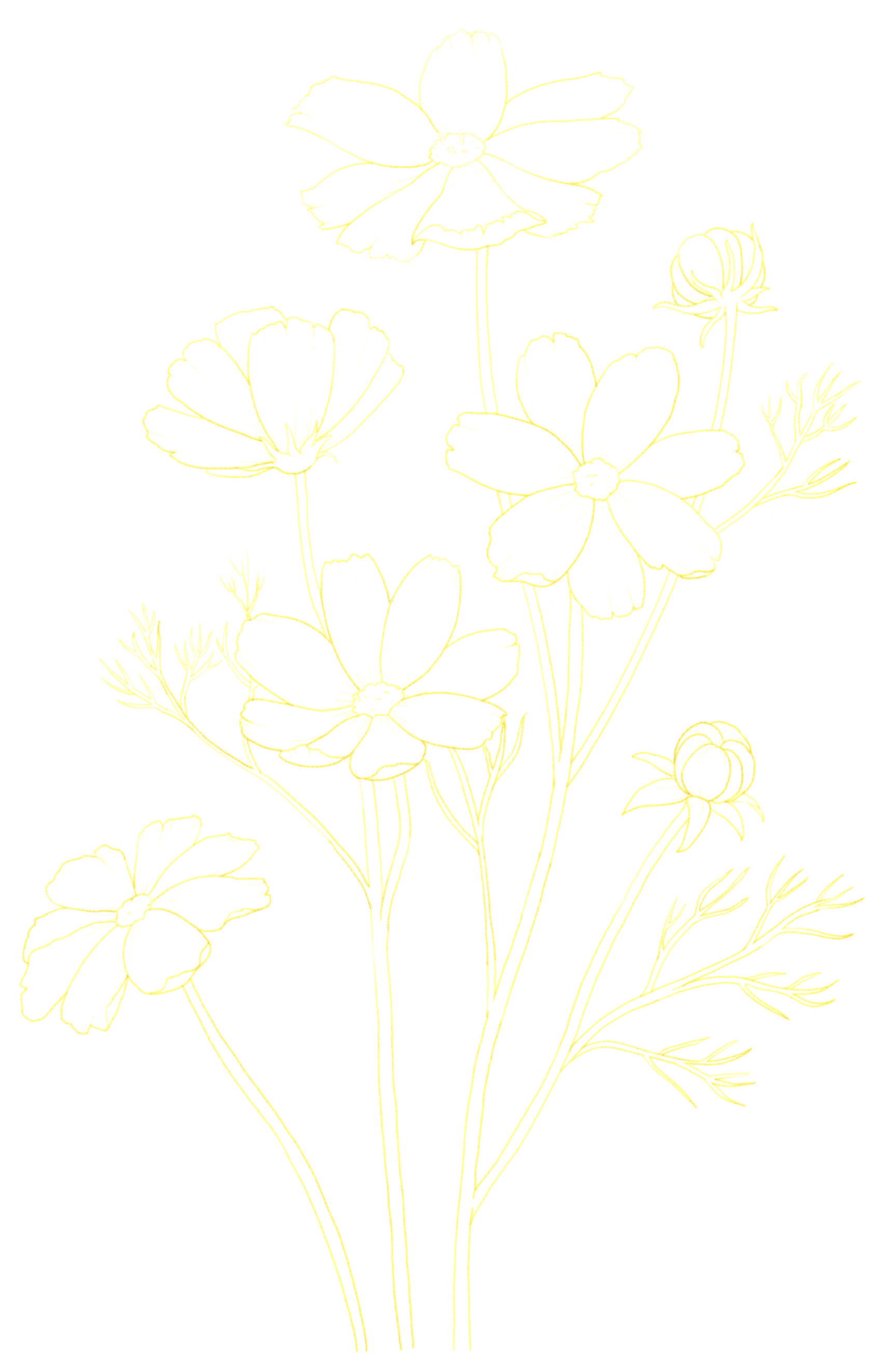

윤곽 그리기

점선을 따라 그리며 꽃의 테두리를 완성해보세요.

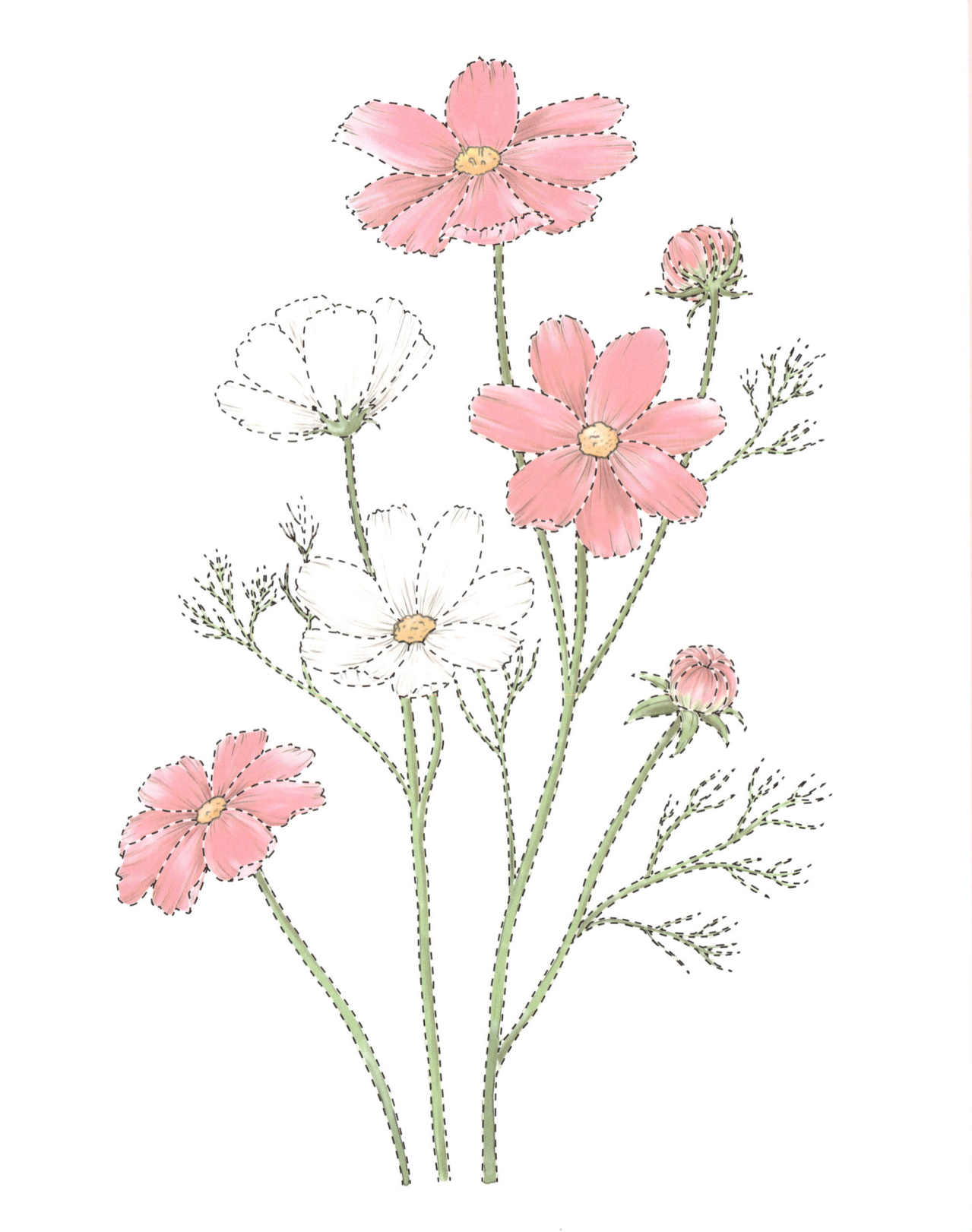

선
따라가기
선을 따라가 화병에 꽃을 꽂아주세요.

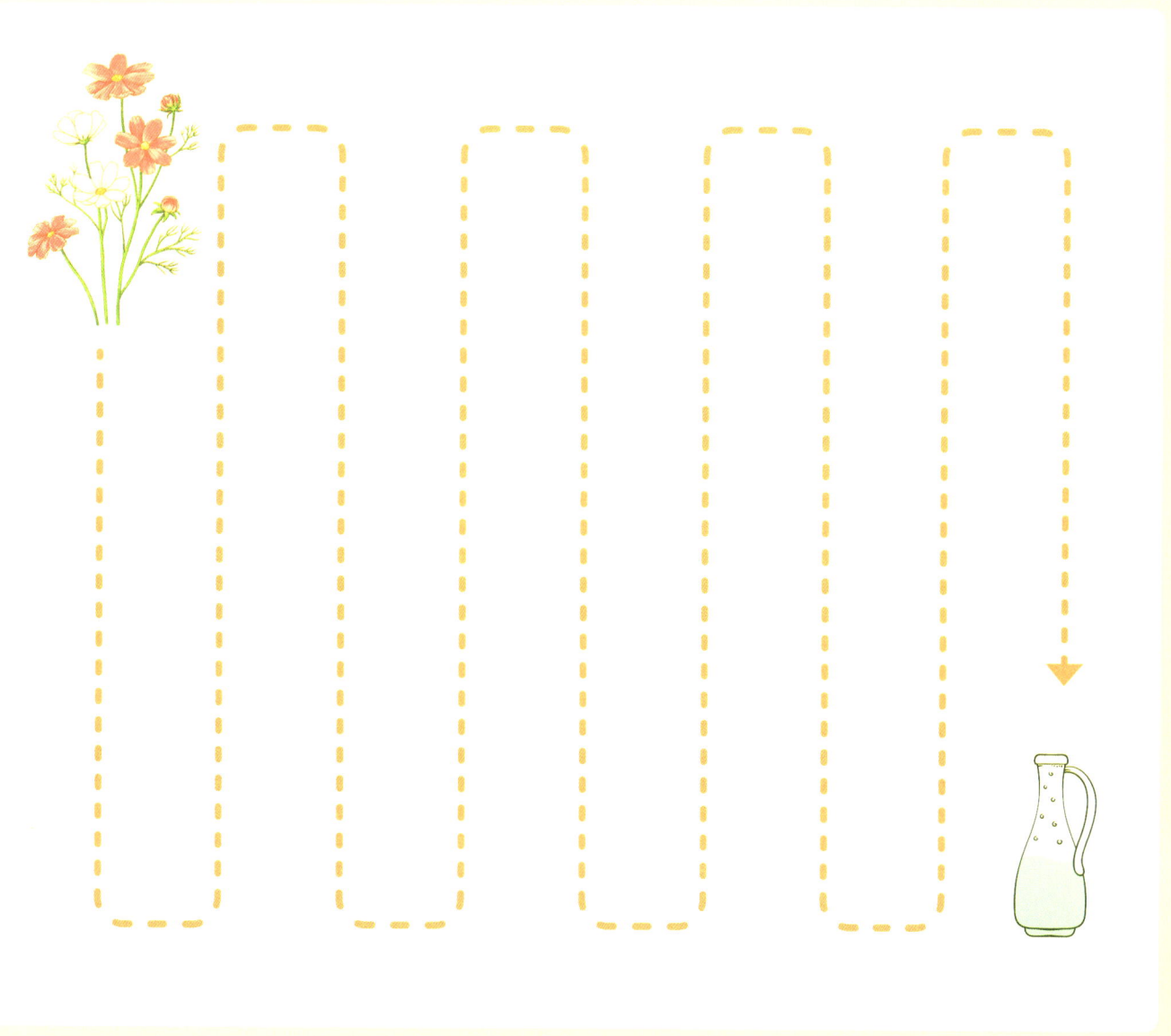

코스모스를 그리며 떠오른 생각을 적어보세요.

동백

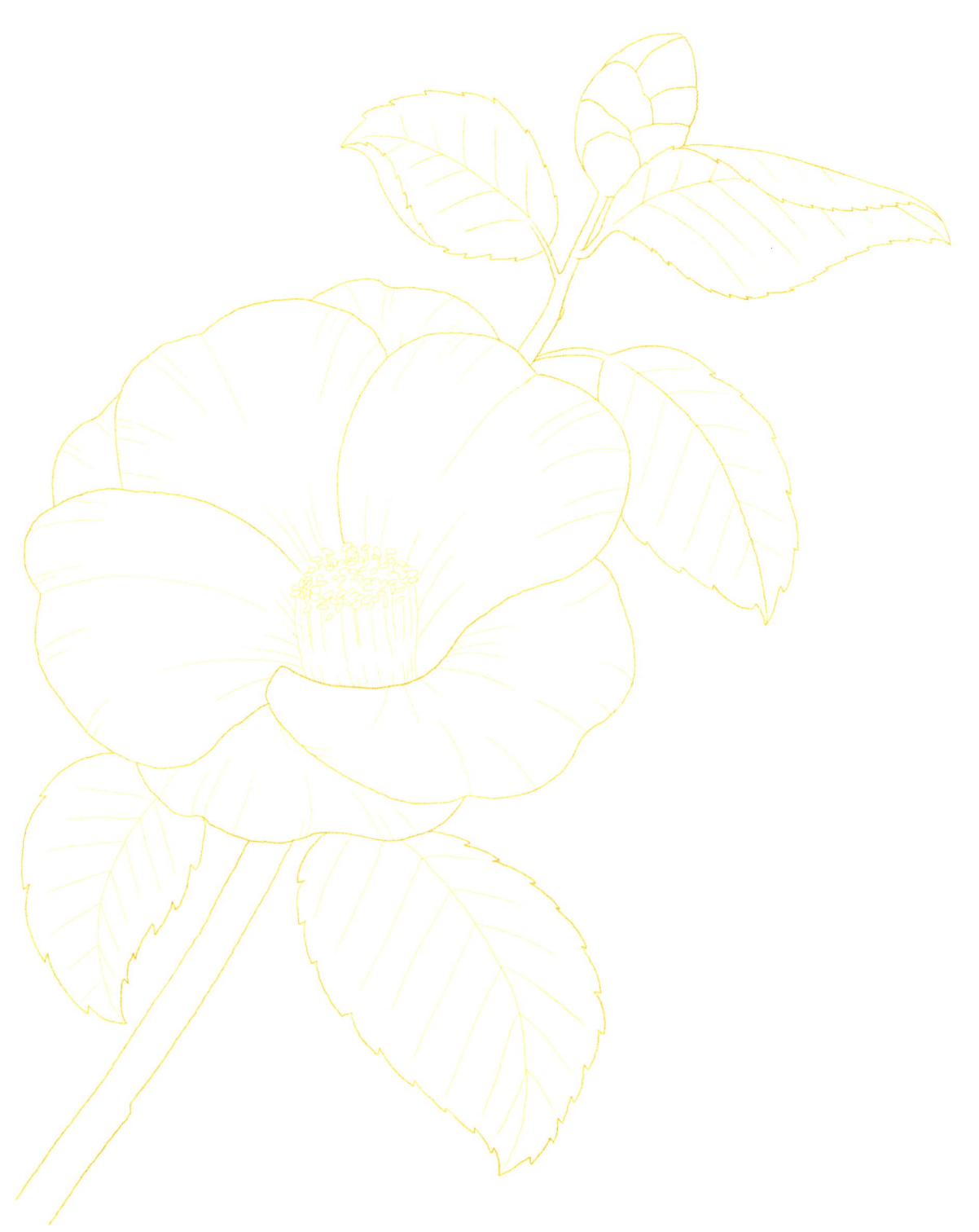

윤곽 그리기

점선을 따라 그리며 꽃의 테두리를 완성해보세요.

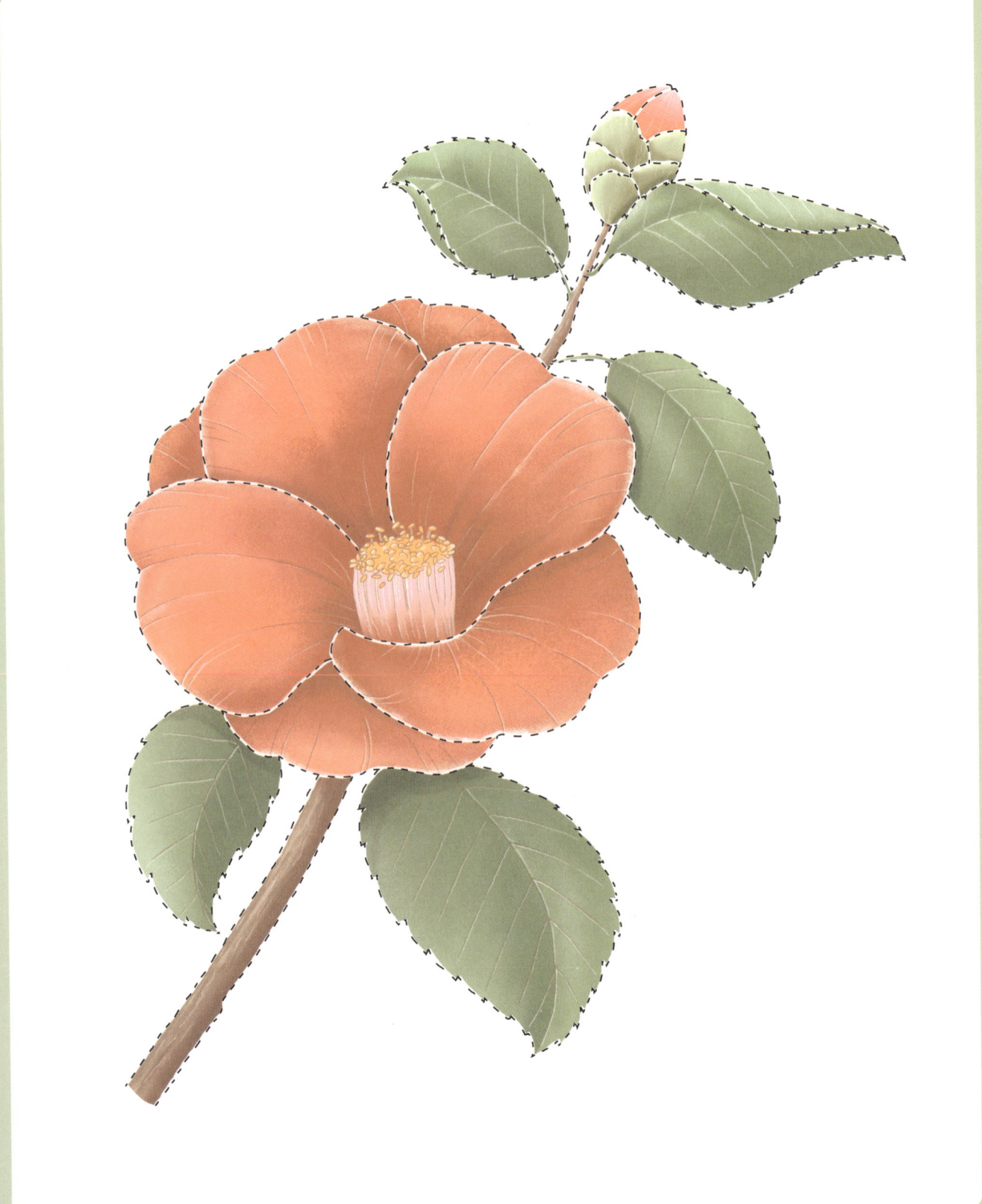

선 따라가기

선을 따라가 화병에 꽃을 꽂아주세요.

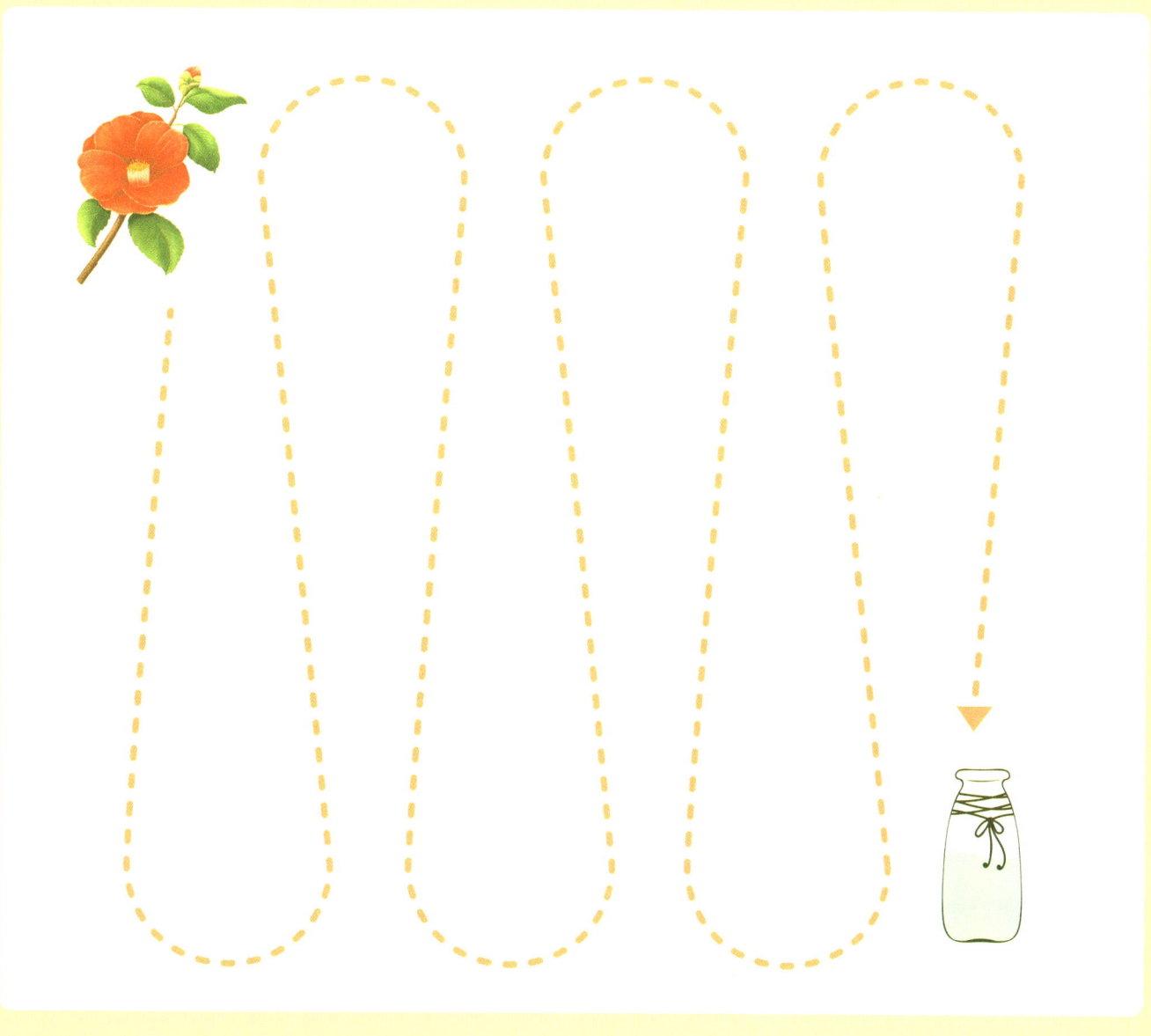

동백을 그리며 떠오른 생각을 적어보세요.

~ 데이지 ~

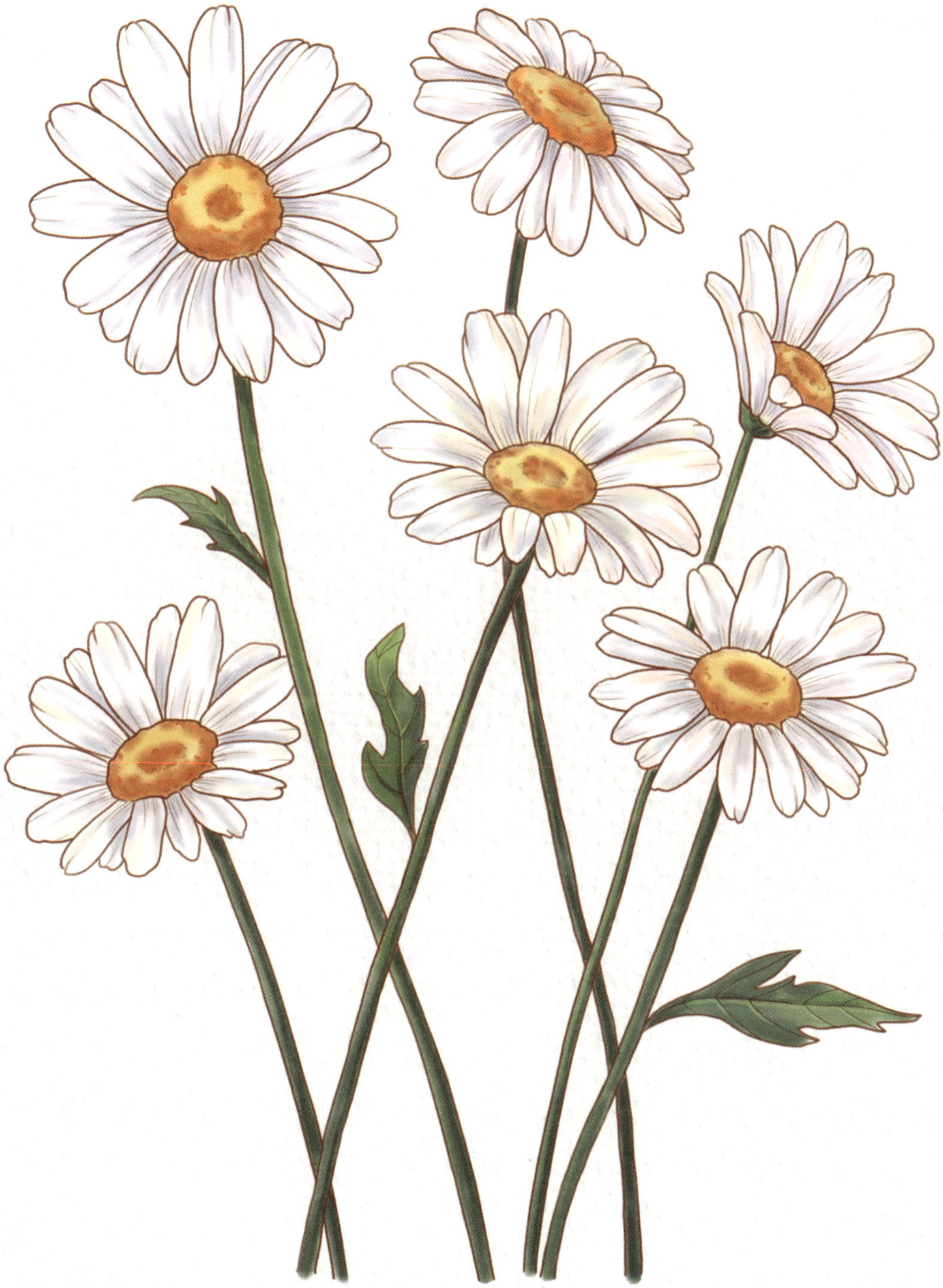

윤곽 그리기 점선을 따라 그리며 꽃의 테두리를 완성해보세요.

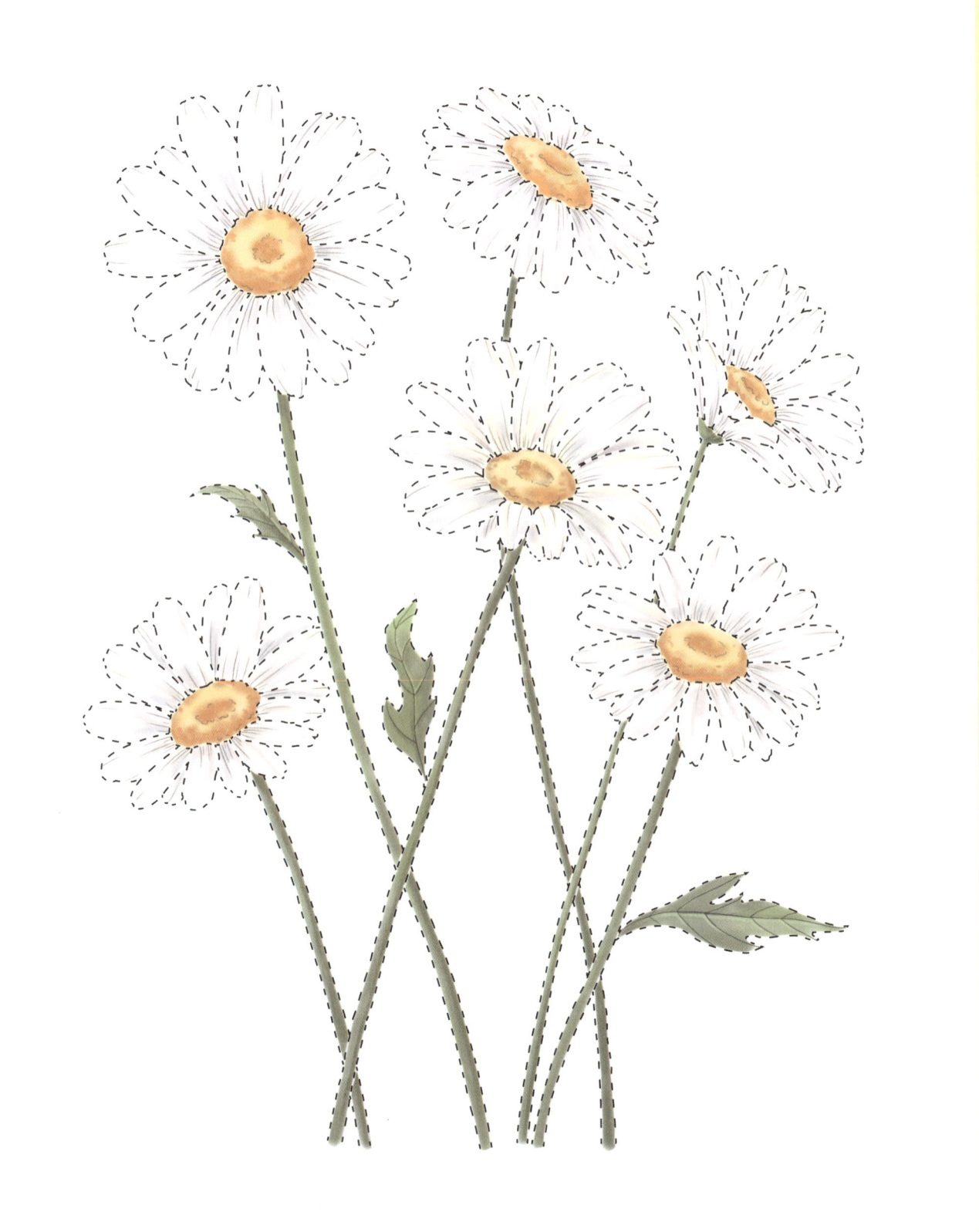

미로 찾기

미로를 통과해 화병에 꽃을 꽂아주세요.

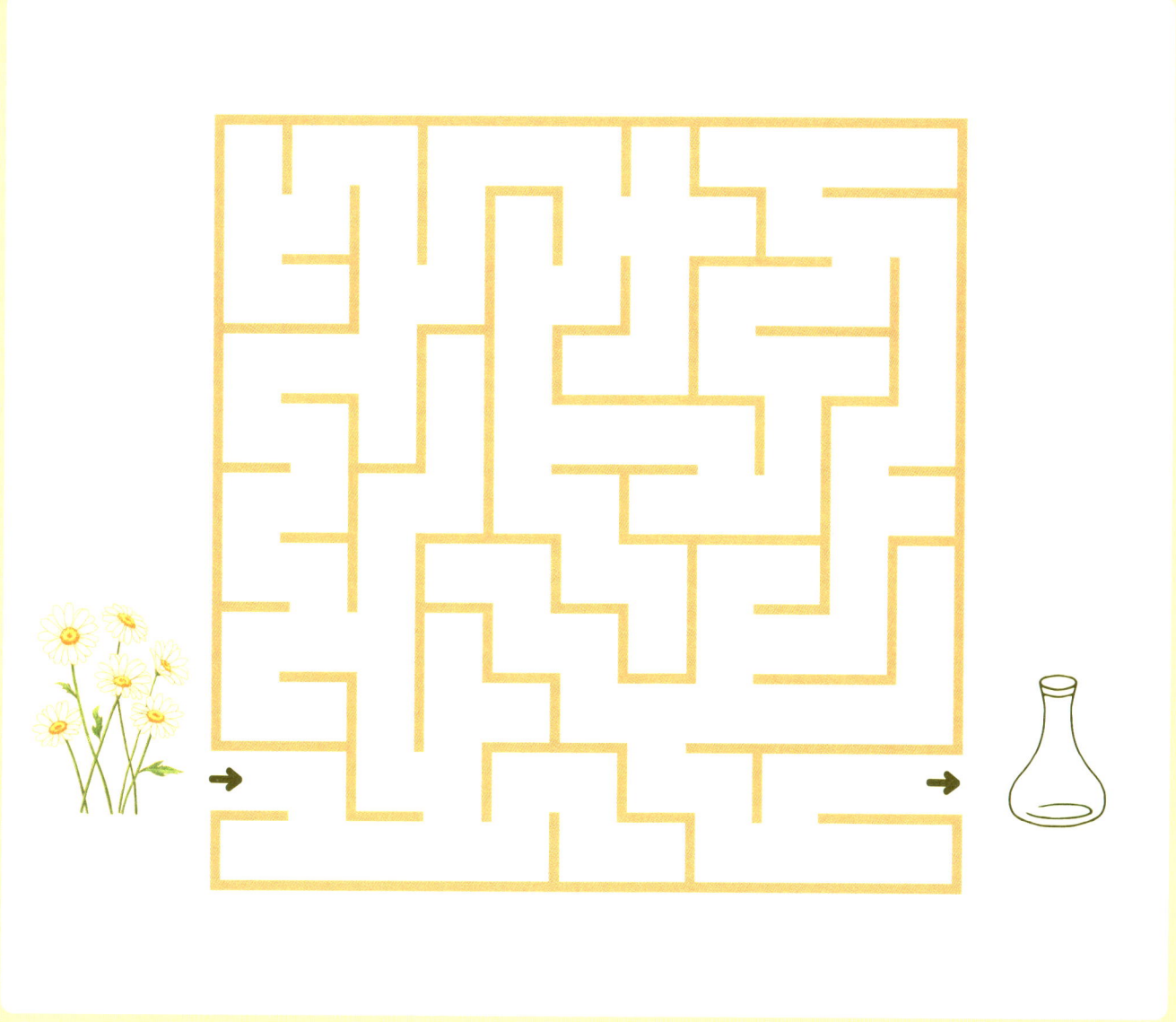

데이지를 그리며 떠오른 생각을 적어보세요.

작약과 튤립 꽃다발

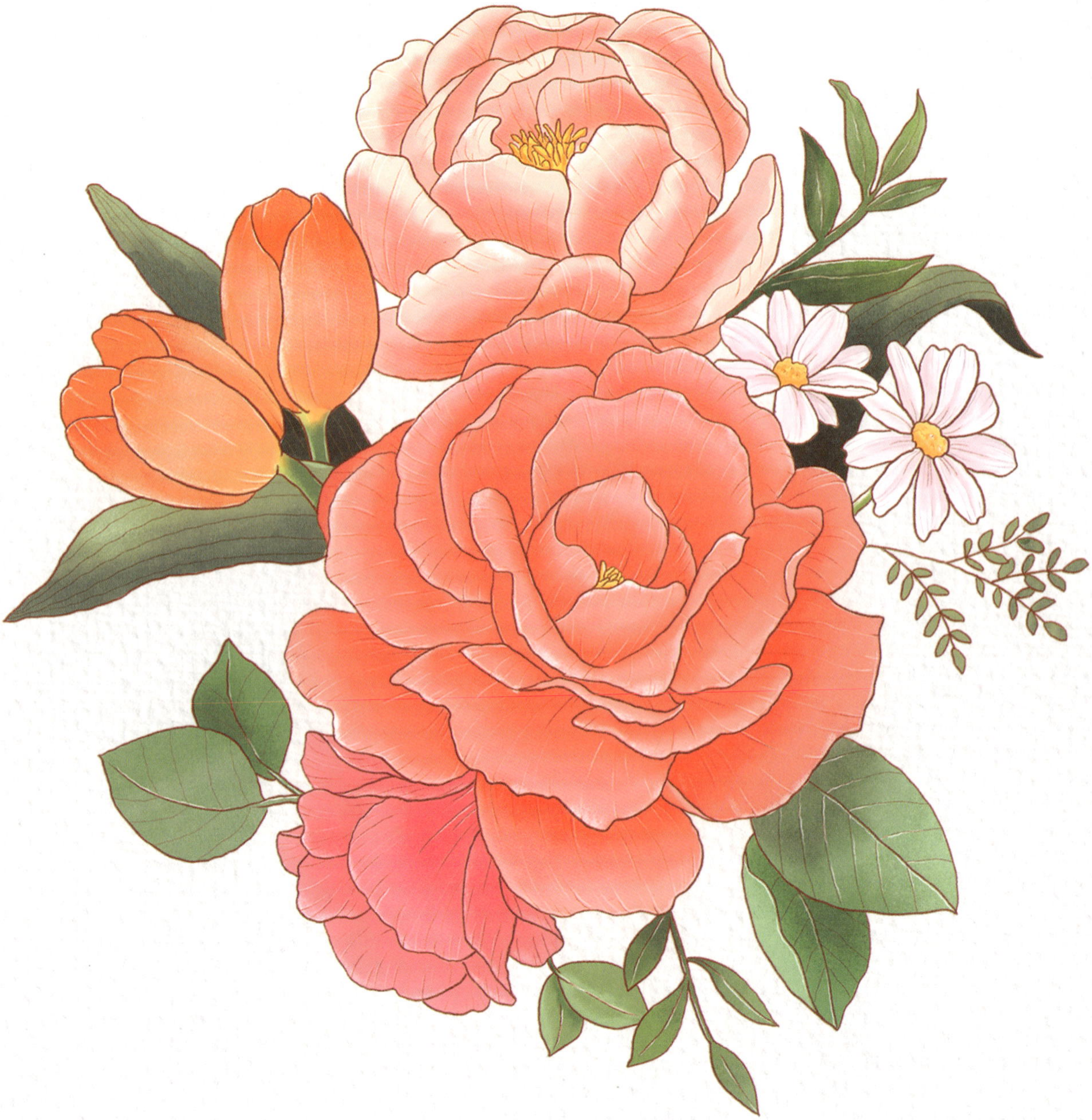

윤곽 그리기

점선을 따라 그리며 꽃의 테두리를 완성해보세요.

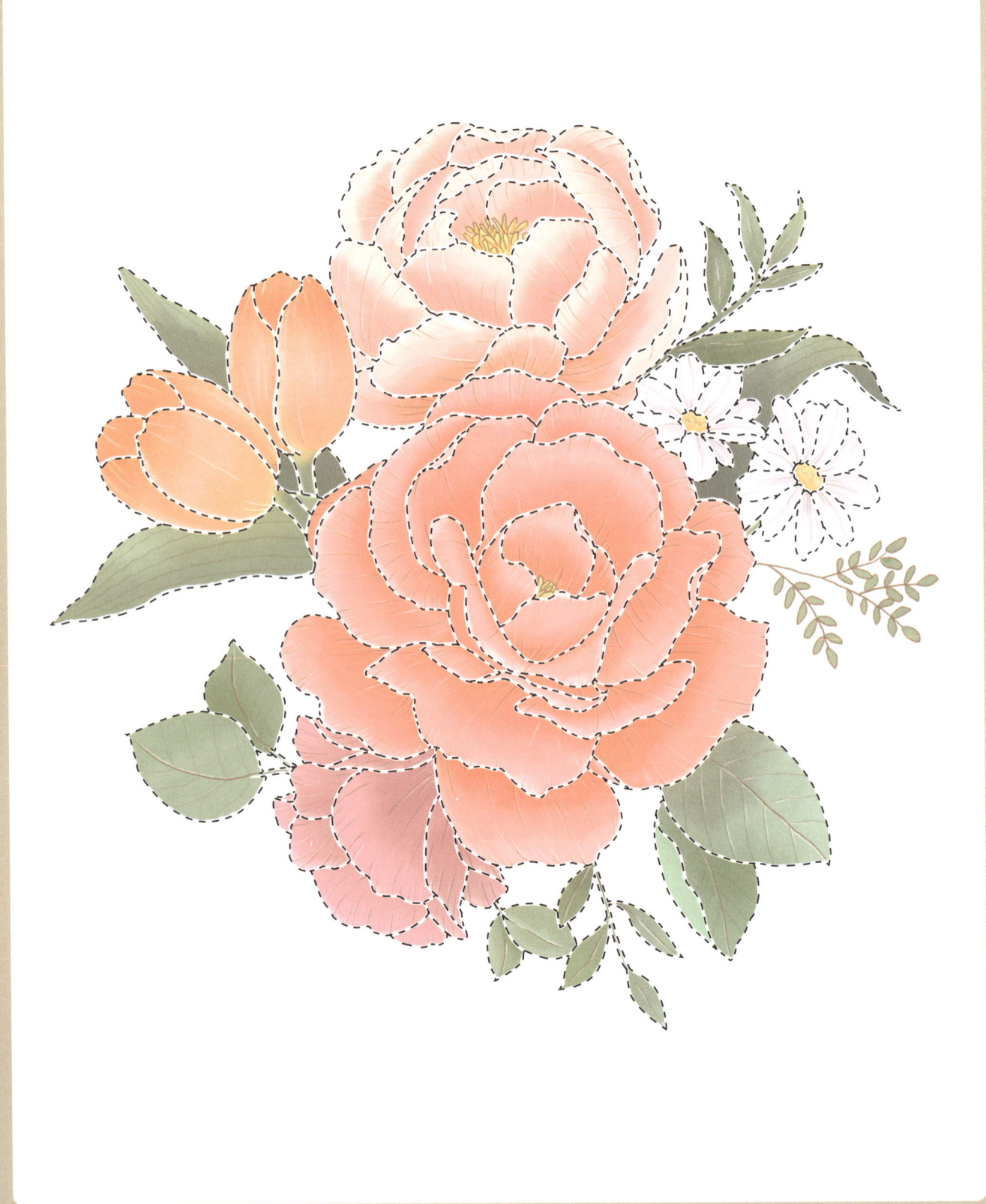

선 따라가기

선을 따라가 화병에 꽃을 꽂아주세요.

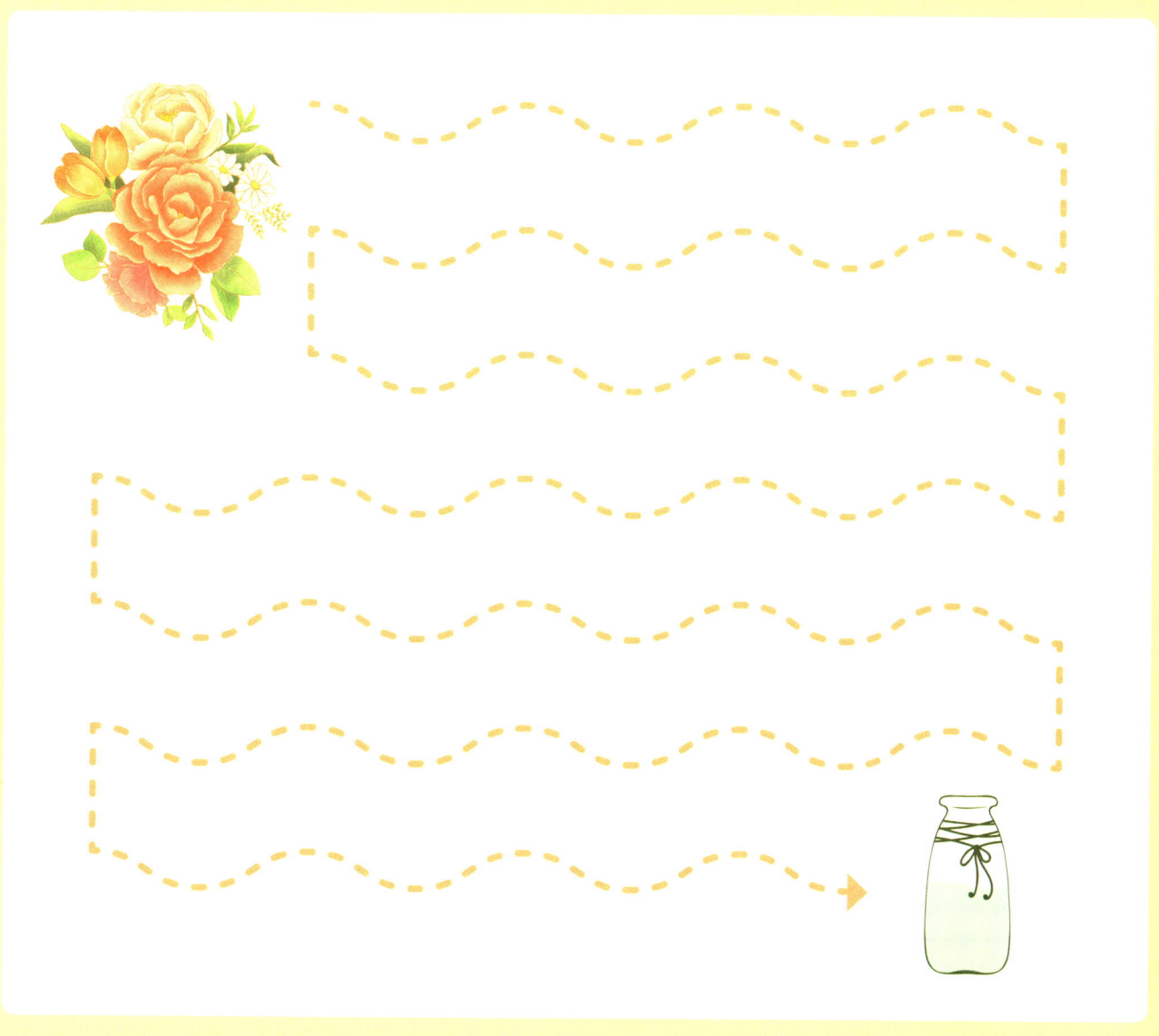

꽃다발을 그리며 떠오른 생각을 적어보세요.

참고 문헌

정여주(2001) 만다라와 미술치료. 서울: 학지사.
정현희, 이은지(2017) 실제 적용 중심의 노인미술치료. 서울: 학지사.
Glaser,H./R bke,Th.(Hrsg.)(1992) Dem Alter einen Sinn geben. Heidelberg:H thig.
Kohut,H.(1971) The analysis ofthe self.New York:International UniversitiesPress.
Seligman, M.(2004) Positive psychology. 김인자(2006). 긍정심리학. 경기: 물푸레.
Winnicot,D.W.(1971) Playingandreality.New York:BasicBooks.

누구나 쉽게 따라 그리는
시니어 컬러링북 - 꽃그림 편

1판 1쇄 발행 2021년 3월 20일
1판 6쇄 발행 2025년 3월 10일

지은이 편집부
감수 도지화

기획 정유선
디자인·일러스트 홍민지

펴낸곳 에디트라이프
펴낸이 정성훈
주소 서울시 강서구 마곡중앙6로 21, 512호 (마곡동, 이너매스마곡1)
전화 070-4086-3351
팩스 02-6305-7051
이메일 info@editlife.co.kr
홈페이지 www.editlife.co.kr

ⓒ 에디트라이프 2021
ISBN 979-11-961056-5-5 (13650)

· 이 책은 저작권법에 의해 보호받는 저작물이므로 무단 전재와 무단 복제를 금합니다.
· 잘못된 책은 구입처에서 바꿔 드립니다.
· 책값은 뒤표지에 있습니다.

> 에디트라이프는 독자 여러분의 다양한 아이디어와
> 원고 투고를 설레는 마음으로 기다리고 있습니다.
> 보내실 곳 : info@editlife.co.kr